Das Frauenernährungsbuch

Agnes Budnowski
Flora Koller
Martina Kreuter
Monika Matal

„Sei gut zu deinem Körper,
damit deine Seele Lust hat, darin zu wohnen.“
Teresa von Ávila

Das Frauenernährungsbuch

Gesund, fit und schön ein Leben lang

Agnes Budnowski
Flora Koller
Martina Kreuter
Monika Matal

maudrich

Inhaltsverzeichnis

Im Alter 105

Organe im Ungleichgewicht 133

Beauty und Anti-Aging 183

Anhang – allgemeine Ernährungsinformationen 201

Vorwort

Liebe Leserin,

der Unterschied der Geschlechter wurde in der westlichen Medizin und ihren Behandlungsmethoden lange abgestritten. Doch wodurch macht das Y-Chromosom Männer so anders als uns Frauen?

Betrachten Sie allein die biologischen Unterschiede zwischen Frau und Mann: Körperbau, Stoffwechsel und Geschlechtsorgane bestimmen auch das unterschiedliche Risiko, bestimmte Erkrankungen zu bekommen. Wir Frauen leiden beispielsweise häufiger unter Harnwegsinfekten, Eisenmangel oder Osteoporose, während bei Männern Haarausfall, Hämorrhoiden oder Gicht häufiger vertreten sind. Aber auch unser Fühlen, Denken und Handeln weist geschlechtsspezifische Unterschiede auf – und darauf sollte in der Behandlung von Krankheiten Rücksicht genommen werden. Diese soziale oder psychologische Seite des Geschlechts wird seit einiger Zeit unter dem Begriff „Gender" zusammengefasst.

Die Ernährungsmedizin hat die Wichtigkeit dieser Unterscheidung erkannt und so entstand im Laufe der Zeit neben der „Gender Medicine" auch die „Gender Nutrition". Das „weibliche" Essverhalten unterscheidet sich durchaus vom „männlichen".

Doch wie können Sie mit weiblicher „Gender Nutrition" Ihre Gesundheit positiv beeinflussen? Diese Frage beantwortet unser Buch ganz spezifisch über die verschiedensten Lebensphasen einer Frau hinweg.

Denn die Frage nach gesunder Ernährung stellt sich in verschiedenen Lebenssituationen immer wieder. In Schwangerschaft und Stillzeit z. B. möchten alle werdenden Mütter das „Richtige“ essen – nicht nur um dem Baby keinesfalls zu schaden, sondern auch um sich und das Kind optimal zu versorgen. Des Weiteren kann in vielen anderen Situationen oder Lebensabschnitten „frau“ durch Ernährung zu mehr Wohlbefinden und Ausgeglichenheit gelangen. Häufig schränkt eine Vielzahl von Beschwerden die Lebensqualität ein, sei es im Rahmen der Menstruationsblutung oder auch beim Älterwerden. Auch die meist noch vorherrschende Rollenverteilung und die damit einhergehende Doppel- oder Dreifachbelastung sorgt für Stress und erhöhte Belastung im Alltag. Manche Frauen möchten alles tun, um Krankheiten vorzubeugen und sich gesund ernähren. Dafür soll Ihnen, liebe Leserin, dieses Buch ein ständiger Begleiter durch Ihr einzigartiges Leben sein – mit Tipps und Tricks, die speziell auf den weiblichen Lebensrhythmus abgestimmt sind. Wir wünschen Ihnen viel Freude beim Schmökern, Nachschlagen und Weiterempfehlen!

Wien, im April 2014

Agnes Budnowski
Flora Koller
Martina Kreuter
Monika Matal

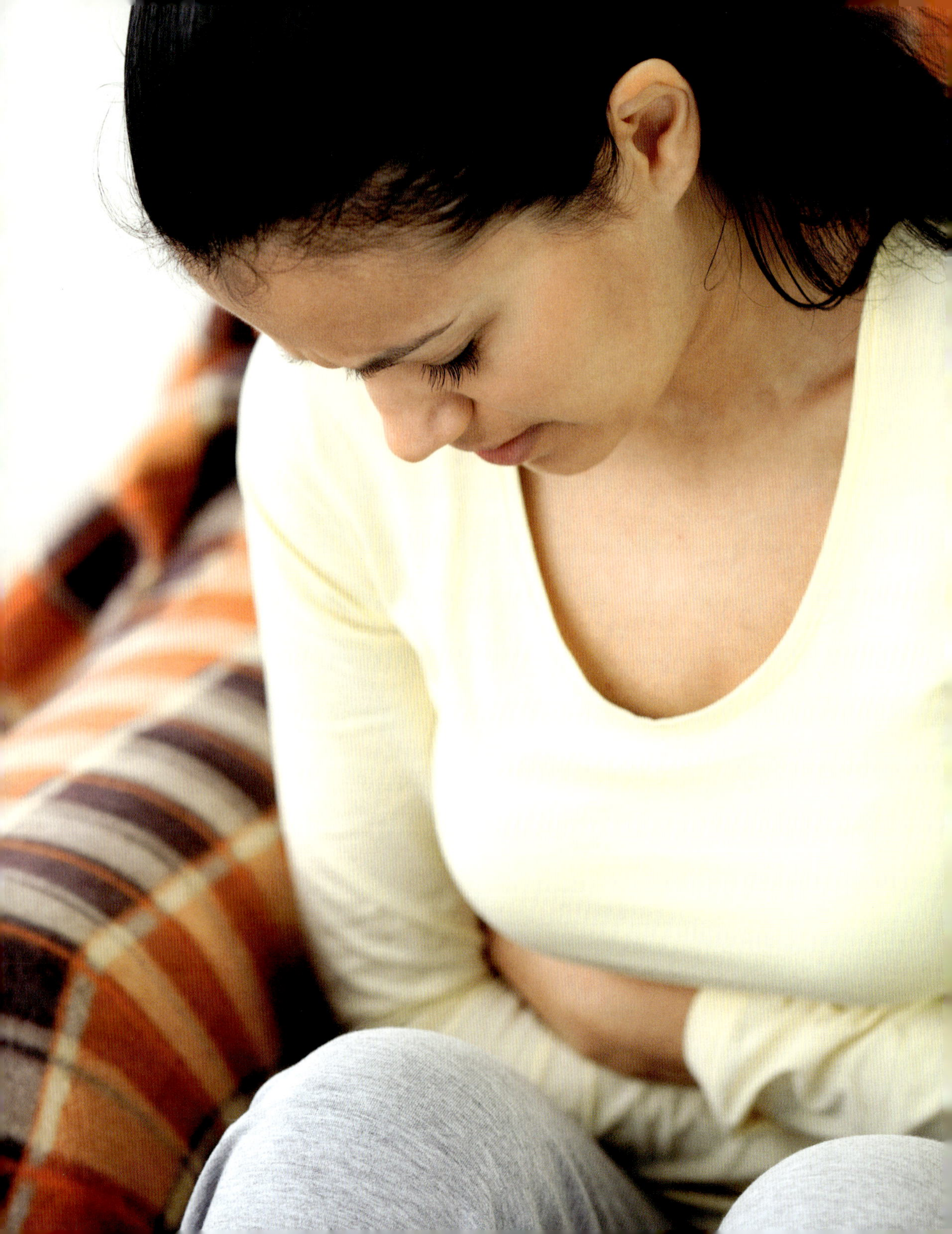

Rund um die Monatsblutung

Prämenstruelles Syndrom (PMS)

Worum geht es?

Das Prämenstruelle Syndrom (PMS) beginnt zyklisch mit dem Eisprung und ist ein Komplex aus verschiedensten Symptomen. Die Hormonumstellung mit einer gesteigerten Progesteron-Produktion dürfte nur ein ursächlicher Faktor sein; über weitere Gründe ist sich die Wissenschaft aber nach wie vor noch im Unklaren. Bekannt ist auch, dass das Glückshormon Serotonin in der zweiten Zyklushälfte absinkt, da die Aminosäure Tryptophan nicht so gut in Serotonin umgewandelt werden kann. Jenseits des 35. Lebensjahres kann es auch zu Symptomen von Östrogenüberschuss und Progesteronmangel kommen; dies können Vorzeichen des beginnenden Wechsels sein. Magnesium und Kalzium sind ebenfalls kritische Nährstoffe, deren Mangel zu verstärktem PMS führen kann.

Ungefähr 90 % aller Frauen im gebärfähigen Alter sind von PMS betroffen, bis zu 10 % leiden sogar unter einer sogenannten Prämenstruellen Dysphorischen Störung (PMDD). Die Beschwerden reichen von Müdigkeit und Abgeschlagenheit über Heißhungerattacken, depressive Stimmungslagen, Schlafstörungen, Kopfschmerzen, ein schlechtes Hautbild und Bauch- und Rückenschmerzen bis hin zu Wassereinlagerungen, Gewebsspannung und Gewichtszunahme sowie Beschwerden im Magen-Darm-Trakt. Es kann zu Verhaltensänderungen, vermehrten Unfällen, Krankenständen und Krankenhausaufenthalten kommen. Sogar kriminelles Verhalten und Selbstmordversuche sind während dieser hormonellen Phase häufiger.

Was ist wichtig?

Neben Bewegung und Entspannungsübungen können auch bestimmte Nährstoffe Symptome des PMS lindern. Eine Vielzahl von Kräutern und Lebensmittelinhaltsstoffen wie Nachtkerzenöl, Pfefferminze oder B-Vitamine wird dafür angepriesen – für die Wirksamkeit der wenigsten gibt es jedoch handfeste Beweise. Je nachdem, welche Symptome überwiegen, werden vier PMS-Typen unterschieden, für die spezifische ernährungstherapeutische Maßnahmen getroffen werden können:

Typ	Beschwerdebild	Mögliche Ursachen	Ernährungstherapie
PMS-A	Stimmungsschwankungen, Angst, Nervosität, Reizbarkeit	Erhöhter Östrogen-, verminderter Progesteronspiegel	Vitamin E Calcium Magnesium Mönchspfeffer
PMS-C	Heißhunger, gesteigerter Appetit, Kopfschmerzen, Schwindel	Abfallender Blutzuckerspiegel in der zweiten Zyklushälfte	Vitamin E Calcium Magnesium
PMS-D	Depression, Vergesslichkeit, Schlaflosigkeit, prämenstruelle Akne	Verminderter Östrogen- und Progesteronspiegel, erhöhtes Androgen	Vitamin E Calcium Tryptophan Vitamin B_6 Johanniskraut
PMS-H	Wassereinlagerung, Gewichtszunahme, Ödeme, Brustspannen	Schwankender Östrogenspiegel	Calcium Magnesium Gingko Mönchspfeffer

Selbstverständlich können auch Beschwerden aus allen oder mehreren der hier genannten Gruppen auftreten bzw. können andere Symptome hinzukommen.

Was können Sie tun?

- Verwenden Sie für die extra Portion **Vitamin E** täglich ein bis zwei Esslöffel Weizenkeimöl! Knabbern Sie zwischendurch eine kleine Handvoll (ca. 20 g) Haselnüsse, Mandeln oder Sonnenblumenkerne.
- Achten Sie auf Ihre **Calciumzufuhr**! Genießen Sie täglich zweimal 250 ml Milchprodukte wie fettreduzierte Milch, Buttermilch, Joghurt, Sauermilch, Sojamilch und einmal 50 g Käse.
- **Magnesium** entspannt! Außerdem sorgt es für weniger Wassereinlagerungen vor der Periode. Greifen Sie zu Vollkorngetreideprodukten, Geflügel, Fisch, Kartoffeln, Bohnen, Linsen, frischen grünen Kräutern, Beerenobst und Bananen. Versuchen Sie mal etwas Neues: Amarant, die Samen des Fuchsschwanzgewächses, sind besonders reich an Magnesium.
- **L-Tryptophan** gehört zu den essenziellen Aminosäuren – das bedeutet, der Mensch kann es nicht selber bilden und muss es mit der Nahrung aufnehmen. Es ist eine Vorstufe von Serotonin, dem „Glückshormon", das uns bessere Laune verschafft und depressiven Verstimmungen abhelfen kann. Besonders viel Tryptophan ist in Sojabohnen, Erbsen, Cashewkernen, Bananen und der guten alten Schokolade (mit hohem Kakaoanteil) enthalten. Gönnen Sie sich mal ein kleines Stück!
- **Vitamin B_6** hilft dem Körper neben Magnesium bei der Umwandlung von L-Tryptophan in Serotonin. Es ist u. a. in Hühner- und Schweinefleisch, Fisch, Kohl, grünen Bohnen, Linsen, Kartoffeln, Bananen und Vollkornprodukten enthalten.
- Zur generellen Symptomlinderung empfiehlt sich allgemein eine **fettarme, hauptsächlich vegetarische Ernährung**. Vermeiden Sie größere Mengen an Süßigkeiten, Kaffee und Alkohol – diese Lebensmittel verstärken nur noch Ihre Stimmungsschwankungen sowie Heißhunger, Kopfschmerzen, Schlaflosigkeit und Gewichtszunahme.

- Wenn Sie unter Wassereinlagerungen und Spannungsgefühl vor der Regelblutung leiden, senken Sie Ihren Kochsalzkonsum. Kochen Sie selbst und greifen Sie weniger auf Fertiggerichte und Fertigwürzmittel zurück. Auch Brot, Backwaren, Käse, Wurst und Knabbergebäck sind stark gesalzen. Frisches Obst, Gemüse und leicht gesalzener Reis sowie Kartoffeln fördern aufgrund ihres hohen Kaliumgehalts hingegen die Flüssigkeitsausscheidung.
- Leicht stimmungsaufhellend wirken Teezubereitungen aus Johanniskraut. Lassen Sie vier Teelöffel Kraut in 400 ml abgekochtem Wasser zehn Minuten ziehen und trinken Sie ein bis zwei Tassen über den Tag verteilt. Die Anwendung sollte mindestens drei bis vier Wochen dauern, erst dann setzt eine Wirkung ein. Bitte informieren Sie sich bei Ihrer Ärztin oder Ihrem Arzt über mögliche Wechselwirkungen, wenn Sie Medikamente oder hormonelle Empfängnisverhütungsmittel einnehmen und Johanniskraut konsumieren möchten (es kann die Wirksamkeit der Mittel reduzieren).

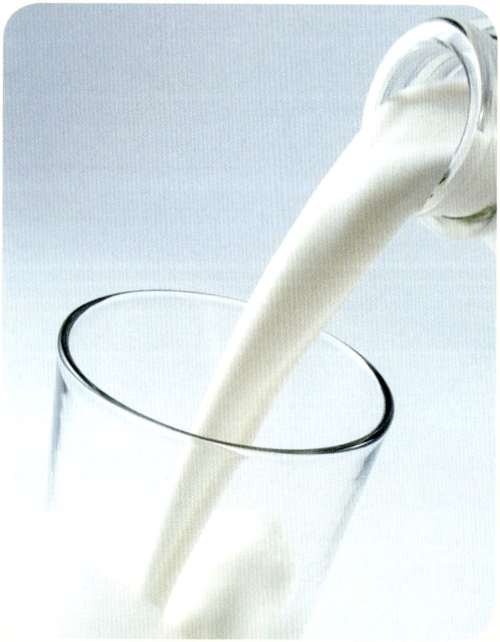

Essen Sie mehr von diesen Lebensmitteln:

Hülsenfrüchte (Bohnen, Linsen, Erbsen, Sojabohnen), Milch und Milchprodukte, Weizenkeimöl, Vollkorngetreideprodukte, Fisch, Geflügel, Bananen

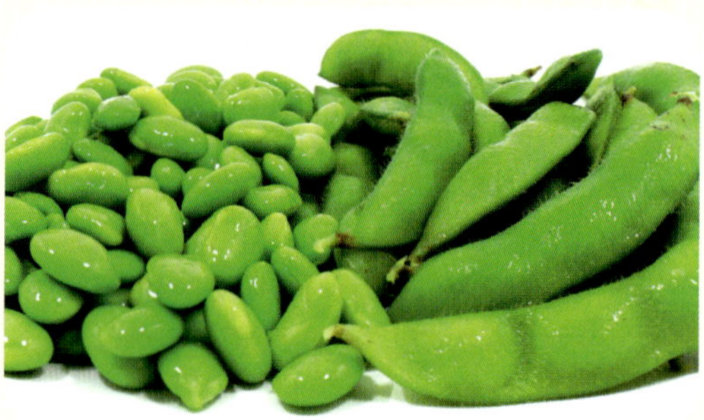

Putenröllchen in Kokossauce mit Lollo-Rosso-Blattsalat

Zutaten für 4 Portionen:

1 Stück Putenfilet (ca. 400 g)

250 g Wildreismischung

½ rote Peperoni

250 ml Kokosmilch

2 EL Crème fraîche

1 Knoblauchzehe

10 g Ingwerknolle

2 EL Rapsöl

1 EL Limettensaft (oder Zitronensaft)

1 TL abgeriebene Schale einer Bio-Limette (oder -Zitrone)

Ca. 1 EL Sambal Oelek (eine scharfe Gewürzsoße, erhältlich in jedem Supermarkt)

Salz, Pfeffer

200 g Lollo-Rosso-Blattsalat

Marinade: 2 EL Sojaöl, Essig, Salz, Pfeffer, Knoblauch, Senf

Wildreismischung nach Packungsanweisung in Salzwasser bissfest garen. Inzwischen Ingwer und Knoblauch schälen und fein hacken. Peperoni längs halbieren, gut entkernen, waschen und quer in feine Streifen schneiden. Putenfilet waschen, trockentupfen und in 8 dünne Schnitzel schneiden. Putenschnitzel salzen, pfeffern, mit Sambal Oelek bestreichen, dann aufrollen und mit Holzspießchen feststecken.

Fleischröllchen im heißen Öl von allen Seiten anbraten, Knoblauch, Ingwer und Limettenschale hinzufügen und kurz mitbraten. Mit Kokosmilch aufgießen und Crème fraîche unterrühren. Etwa 10 Minuten köcheln lassen, dabei die Röllchen öfters wenden. Anschließend die Sauce mit Limettensaft, Salz und Pfeffer abschmecken. Lollo-Rosso-Blattsalat mit der Marinade vermengen, abschmecken und zu den Putenröllchen in Kokossauce mit Wildreismischung servieren.

Top-Tipp

Studien haben belegt, dass die Heilpflanze Mönchspfeffer, auch Keuschlamm genannt, PMS, Zyklusstörungen sowie Brustschmerzen positiv beeinflussen kann. Empfohlen wird die Einnahme von täglich 30 bis 40 mg Trockenextrakt über mindestens drei Zyklen.

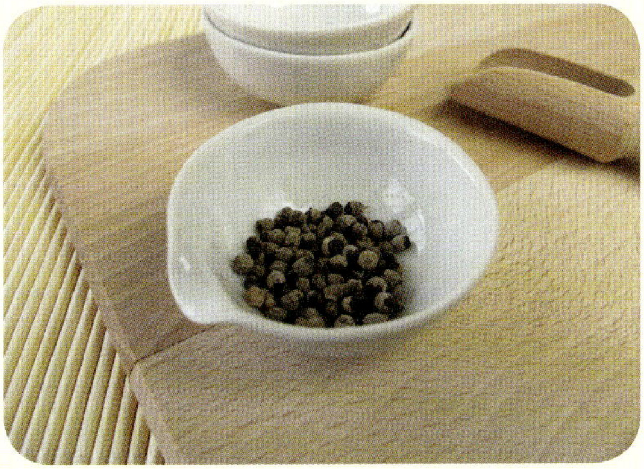

Eisenmangel

Worum geht es?

Etwa zwei bis vier Gramm Eisen enthält der menschliche Körper. Somit gehört Eisen in die Gruppe der Spurenelemente. Es spielt u.a. eine wichtige Rolle im Sauerstoff-Stoffwechsel. Bei verborgenem (latentem) Eisenmangel kommt es zu Symptomen wie Kopfschmerzen, Schwindel, Appetitlosigkeit, Müdigkeit, Störungen von Haar- und Nagelwachstum, Veränderungen der Mund- und Speiseröhrenschleimhaut und Mundwinkeleinrissen (Rhagaden). Wenn der Mangelzustand länger anhält, kommt es zur deutlich erkennbaren (manifesten) Eisenmangelanämie mit Blutarmut, Blässe, Kältegefühl, Infektanfälligkeit, Nervenleiden und Schilddrüsenerkrankungen.

Frauen sind durch den monatlichen Blutverlust während der Menstruation etwa doppelt so häufig betroffen wie Männer. Insbesondere Mädchen im Wachstum, schwangere sowie stillende Frauen leiden vermehrt unter Eisenmangel, da die Eisenzufuhr über die Nahrung den erhöhten Bedarf häufig nicht abdeckt. Schwerer Eisenmangel zeigt sich bei Kindern in einer Wachstumsverzögerung; auch das Wachstum des Gehirns kann im Kleinkindalter von einem Mangel beeinträchtigt werden. Chronische Entzündungen, bösartige Tumore, Gastritis oder andere Erkrankungen im Magen-Darm-Trakt können ebenfalls zu einem Verbrauch der Eisenreserven im Körper und folglich zu einem Mangel führen.

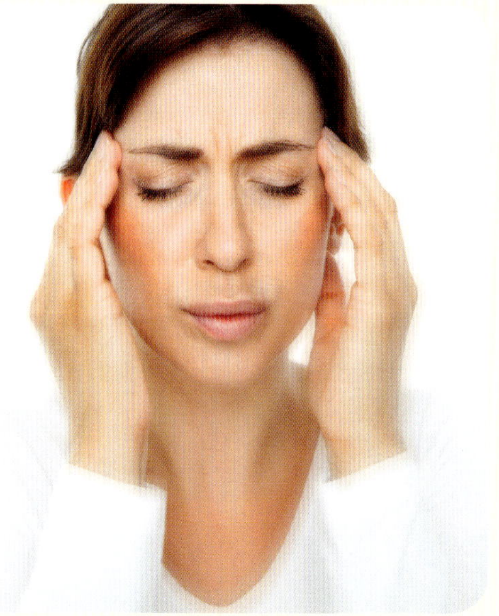

Latenter Eisenmangel ist mit der richtigen Ernährung gut in den Griff zu bekommen; bei schwerem Eisenmangel ist auf jeden Fall eine medikamentöse Therapie notwendig.

Was ist wichtig?

Ob in Ihrem Eisenhaushalt alles in Ordnung ist, können Sie über eine einfache Blutuntersuchung bei Ihrer Hausärztin oder Ihrem Hausarzt bzw. in einem Labor feststellen lassen. Im Blutbild geben mehrere Werte Aufschluss über Ihren Eisenstatus:

- Der Wert des **Serumeisens** alleine betrachtet liefert keine Aussage, da er zu hohen Schwankungen unterliegt. Generell ist er bei einem Mangel aber erniedrigt.
- Das **Transferrin** ist das Transporteisen im Blut. Es ist bei einem Mangel sogar erhöht, da es vermehrt gebildet wird, um die letzten Eisenreserven zu mobilisieren. Erniedrigte Werte könnten Hinweise auf Entzündungen oder Tumore geben.
- Das **Ferritin** oder Speichereisen gibt Aufschluss über die Eisenvorräte des Körpers. Es ist bei einem Mangel erniedrigt.
- Ein manifester Eisenmangel zeigt sich bereits im **roten Blutbild**. Erythrozyten, Hämoglobin und Hämatokrit sind dann unter ihren Referenzwerten.

Die empfohlene Zufuhr für Mädchen und Frauen zwischen 10 und 50 Jahren liegt bei 15 mg Eisen täglich. Nach dem 50. Lebensjahr sind aufgrund der ausbleibenden Menstruation nur mehr 10 mg am Tag erforderlich. Schwangere haben einen doppelt so hohen Bedarf – 30 mg pro Tag –, der mit der Nahrung fast nicht mehr gedeckt werden kann. Trotzdem wird die Notwendigkeit der früher durchwegs gängigen Praxis von Eisensupplementen für alle Schwangeren wegen der möglichen Neben- und Spätwirkungen nun kritisch hinterfragt. Stillende Frauen benötigen durch die Eisenabgabe mit der Muttermilch rund 20 mg Eisen täglich.

Eisen ist prinzipiell in fast allen Nahrungsmitteln enthalten, jedoch nur in geringer Menge, und es ist für den menschlichen Körper nicht so leicht verfügbar. Es gibt zwei verschieden geladene Formen – das an Hämoglobin gebundene Eisen (Häm-Eisen) aus tierischen Lebensmitteln und das Nicht-Häm-Eisen pflanzlicher Herkunft.

Das Häm-Eisen ist für den Menschen einfacher zu verwerten als das Nicht-Häm-Eisen. So nehmen wir aus tierischen Lebensmitteln etwa 20 % des darin enthaltenen Eisens auf, aus pflanzlichen nicht einmal 10 %. Diese Verfügbarkeit ist auch stark von anderen Lebensmittelinhaltsstoffen abhängig; 75 mg Ascorbinsäure (Vitamin C) können die Aufnahme von Eisen aus pflanzlichen Nahrungsmitteln beispielsweise um das Vierfache steigern.

Einfluss auf die Resorption	**Inhaltsstoffe**	**Vorkommen**
„Eisenförderer“	Vitamin C (Ascorbinsäure)	Paprika, Brokkoli, Kartoffeln, Kohlgemüse, Zitrusfrüchte
	Organische Säuren (Apfelsäure, Weinsäure, Zitronensäure)	Obst und Gemüse
	Milchsäure	Joghurt, Sauermilch, Buttermilch, Acidophilusmilch, Kefir, Sauerrahm/saure Sahne, Sauerkraut
	Fruktose (Fruchtzucker)	Obst und Gemüse, Honig
„Eisenblocker“	Oxalsäure	Spinat, Rhabarber, Kakao
	Phytinsäure	Rohes Getreide (Müsli, Kleie), unfermentierte Sojaprodukte
	Alginate	Pflanzliche Geliermittel wie Agar Agar und Carrageen
	Polyphenole (Tannine, Chlorogensäure)	Schwarztee, grüner Tee, Kaffee, Rotwein
	Medikamente mit Wirkung auf die Magensäure	Antazida (Säureblocker), Protonenpumpenhemmer
	Calciumsalze	Größere Mengen an Milch und Milchprodukten

Was können Sie tun?

- In sehr vielen Lebensmitteln ist Eisen enthalten – aber nur zu einem geringen Anteil. Bauen Sie daher **im Laufe des Tages viele eisenreiche Lebensmittel** in Ihren Speiseplan ein (siehe Tabelle S. 19).
- Werten Sie pflanzliche Eisenlieferanten mit **resorptionsfördernden Lebensmitteln** auf. Gute Tipps für Kombinationen sind beispielsweise folgende:
  - Genießen Sie Vollkorngetreide mit Vitamin-C-reichem Gemüse wie Paprika, Brokkoli, Sauerkraut oder Grünkohl/Wirsing;
  - verfeinern Sie Ihre Gerichte großzügig mit frischen oder tiefgekühlten Kräutern wie Petersilie, Basilikum oder Kresse;
  - verwenden Sie bei Salaten Zitronensaft oder Joghurtdressing zum Säuern;
  - trinken Sie zu den Mahlzeiten (auch zu den Zwischenmahlzeiten) Wasser mit einem Spritzer Zitronensaft oder stark verdünnten Orangensaft.
- **Ungünstige Kombinationen** sind hingegen:
  - oxalsäurereiche Lebensmittel wie Spinat oder Rhabarber gemeinsam mit eisenreichen Speisen wie Leber, Kalbfleisch oder Hülsenfrüchten in einer Mahlzeit;
  - rohes Getreide oder unfermentierte Sojaprodukte (Tofu, Sojamilch, Sojajoghurt) mit eisenreichen Produkten;
  - die Verwendung von großen Mengen Milchprodukten bei der Zubereitung von eisenreichen Speisen;
  - der Genuss von Rotwein, Kaffee, echtem Kakao, dunkler Schokolade, schwarzem oder grünem Tee zu einem eisenhaltigen Essen. Machen Sie lieber eine Stunde Pause dazwischen.
- **Dämpfen, dünsten oder garen** Sie Ihre Gemüsegerichte. Beim intensiven Kochen geht viel Eisen verloren!
- Bei einem manifesten Eisenmangel sollten Sie auf das **Eisen aus Fleisch** nicht verzichten.

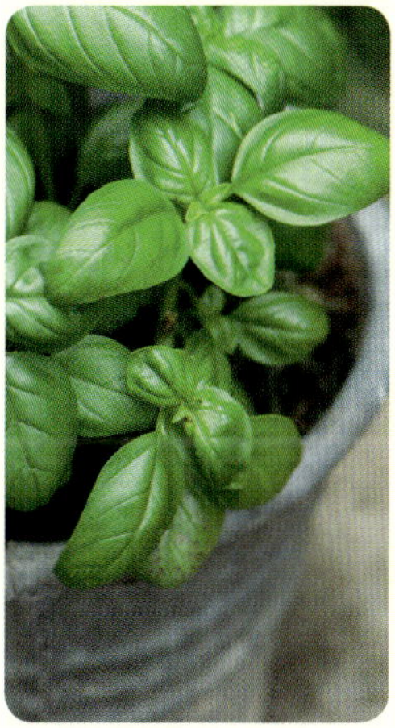

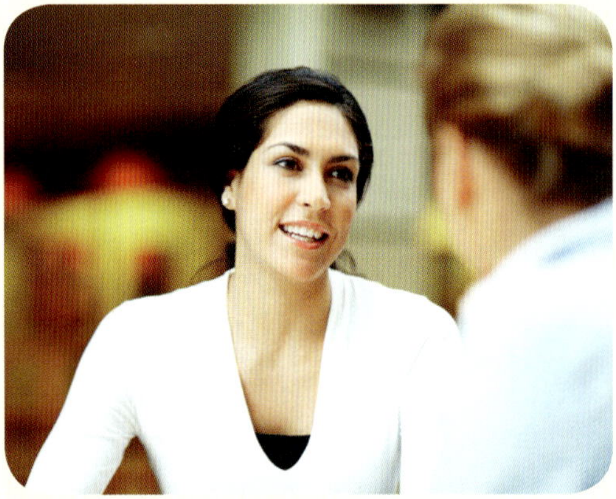

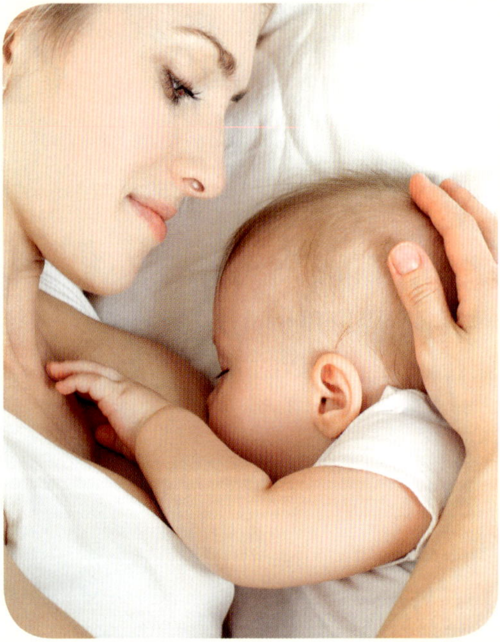

- Sprechen Sie mit Ihrer Ärztin oder Ihrem Arzt, wenn Sie dauerhaft **Medikamente** einnehmen, die Einfluss auf Ihre Magensäureproduktion oder -zusammensetzung haben (Protonenpumpenhemmer, Antazida).
- Bei klinisch manifestem Eisenmangel sowie in speziellen Bedarfssituationen (Wachstum, Schwangerschaft, Stillzeit, Blutspenden, Leistungssport etc.) sollten Sie an eine Eisen-Supplementation denken – sprechen Sie Ihre Ärztin oder Ihren Arzt darauf an!
- Eisen-Supplemente können zur besseren Aufnahme je nach Präparat nach Rücksprache mit Ärztin oder Apothekerin bzw. Arzt oder Apotheker mit (verdünntem) Orangensaft eingenommen werden.

Essen Sie mehr von diesen Lebensmitteln

100 g Lebensmittel	mg Eisen
Fleisch und Fisch	
Schweineleber	15,8
Kalbsleber	7,9
Hühnerleber	7,4
Rindsleber	6,5
Kaninchen	3,5
Kalbsschnitzel	3,0
Rehrücken	3,0
Sardine	2,5
Ente	2,5
Rindslende (Roastbeef)	2,5
Putenkeule	2,0
Getreide (Vollkorn!)	
Amarant	9,0
Quinoa	8,0
Hirse	6,9
Dinkel	4,2
Buchweizen	3,5
Weizen	3,3
Naturreis	3,2
Obst, Gemüse, Hülsenfrüchte, Samen	
Kürbiskerne	11,2
Pistazienkerne	7,2
Linsen	7,5
Kichererbsen	6,9
Pfirsich, getrocknet	6,9
Sojabohnen, getrocknet	6,6
Sonnenblumenkerne	6,3
Bohnen, weiß	6,1
Marillen/Aprikosen, getrocknet	4,4
Spinat	4,1
Schwarzwurzeln	3,3
Brunnenkresse	3,1
Fenchel	2,7
Mangold	2,7
Vogerl-/Feldsalat	2,0

Eisenreiche Lebensmittel (Werte entnommen aus: Elmadfa et al.: Die große GU-Nährwert-Kalorien-Tabelle 2012/13)

Kalbsgeschnetzeltes mit Frühlingsgemüse und Quinoa

Zutaten für 4 Portionen:

500 g Zuckererbsen
1 Bund Frühlingszwiebeln
1 Zwiebel
2 EL Butter
300 ml klare Gemüsesuppe
250 g Champignons
6 Tomaten
500 g Kalbsschnitzelfleisch
2 EL Rapsöl
1 EL Oregano, getrocknet
Salz, Pfeffer
100 g Sauerrahm/saure Sahne
2 EL Petersilie, gehackt
200 g Quinoa

Frühlingszwiebeln feinwürfelig schneiden und in zerlassener Butter kurz andünsten. Zuckererbsen dazugeben und ebenfalls kurz dünsten. Mit der Gemüsesuppe ablöschen und ca. 10 Minuten zugedeckt garen. Danach aus dem Topf nehmen und beiseite stellen. Die Suppe für das Fleisch aufheben.

Quinoa waschen und mit 3-facher Wassermenge aufstellen, etwas Salz beifügen. Nach dem Aufkochen Hitze reduzieren und ca. 50 Minuten lang gardünsten.

Geputzte Champignons in Scheiben schneiden. Tomaten kurz mit heißem Wasser überbrühen, enthäuten, halbieren, entkernen und würfelig schneiden. Fleisch kalt abspülen, trockentupfen und in schmale Streifen schneiden. Zwiebel in kleine Würfel schneiden und im heißen Öl andünsten. Dann die Pilze hinzufügen und kurz mitdünsten. Das Fleisch unterheben und leicht braun anbraten. Mit der Suppe aufgießen und Tomatenwürfel unterheben. Das Ganze mit Pfeffer, Oregano und Salz würzen. Zum Schluss Zuckererbsen beimengen und alles mit Sauerrahm/saurer Sahne verfeinern sowie mit gehackter Petersilie garnieren.

Top-Tipp

Mineralwässer und Heilwässer können auch gute Eisenlieferanten sein. So enthält z. B. ein Liter Güssinger® oder Radenska® über 8 mg Eisen, das sind mehr als 50 % des Tagesbedarfs! Das Wasser kann nach Belieben mit Zitronensaft verfeinert werden, sodass die Eisenaufnahme verbessert wird.

Heißhungerattacken

Worum geht es?

Hunger ist ein Signal unseres Körpers, das für uns überlebenswichtig ist. Verschiedene Regulatoren senden Signale an das Gehirn, das die Informationen verdichtet und „Befehle“ zur Nahrungsbeschaffung und -aufnahme weitergibt. In unserer Überflussgesellschaft, in der wir einem Überangebot an Nahrungsmitteln gegenüberstehen, ist eher der Appetit als der Hunger bestimmend für unser Essverhalten. Wir verspüren die Motivation, etwas zu essen, das uns Genuss, Bedürfnisbefriedigung und Wohlbefinden verspricht – unabhängig davon, ob der Körper an einem Energiedefizit leidet oder nicht. Appetit wird im Laufe des Lebens erlernt, weil bestimmte Nahrungsmittel mit positiven oder negativen Gefühlen oder Erlebnissen verbunden werden.

Heißhungerattacken oder Essanfälle können als „etwas aus der Kontrolle geratener Appetit“ verstanden werden: ein starkes Verlangen nach Nahrung mit der Schwierigkeit, wieder mit dem Essen aufzuhören. Sie werden häufig als unkontrollierbar und daher sehr unangenehm erlebt. Solche Anfälle kommen in Stressphasen, bei hormonellen Schwankungen, bei Übergewicht, bei Essstörungen (Magersucht, Bulimie, binge eating disorder), aber auch nach längeren Perioden der Nahrungseinschränkung (Diäten, gezügeltes Essverhalten) gehäuft vor und halten auch nach Beendigung einer Diät bzw. des Hungerns länger an. Durch die intensive Beschäftigung mit der zugeführten Nahrung – wie es bei Diäten und Essstörungen der Fall ist – wird zum einen die Attraktivität der „nicht erlaubten“ Speisen erhöht. Zum anderen wird der Hunger-Sättigungs-Mechanismus des Körpers durch das kontrollierte Essverhalten nachhaltig gestört.

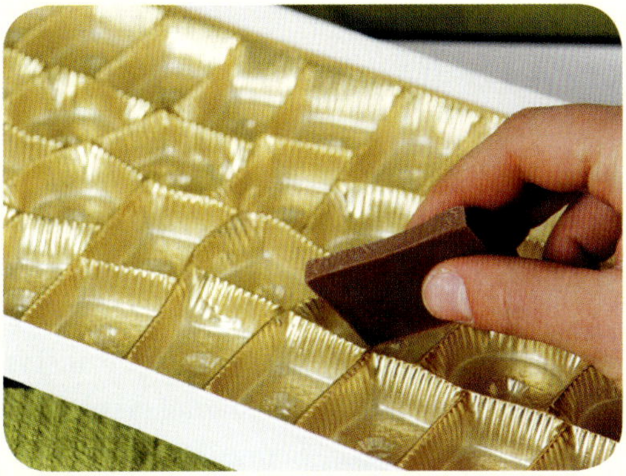

Was ist wichtig?

In Situationen, in denen wir uns unwohl fühlen und Körper oder Seele gestresst sind, haben bestimmte Lebensmittel tröstende Wirkung für uns. Der Körper will damit positive Gefühle wecken, damit wir uns wieder besser fühlen. Häufig steht somit ein psychischer Mangelzustand, bedingt durch Stress oder negative Emotionen, hinter dem Heißhunger: Man versucht, die psychische Belastung mit Essen zu kompensieren. In vielen Fällen lernen schon Kleinkinder, Stress mithilfe von Nahrung zu bewältigen – der Körper greift dann in solchen Situationen auf diese scheinbar bewährte Methode zurück. Langfristig überwiegen aber die negativen Seiten der Heißhungerattacken den kurzfristigen Lustgewinn.

Gerade bei einem gestörten Hunger-Sättigungs-Mechanismus kann Heißhunger auch Zeichen von körperlichen Defiziten sein. Ein Mangel an Vitaminen und Nährstoffen kann nämlich auch bei Normal- oder Übergewicht durchaus vorkommen. Der Körper versucht, durch Gelüste an die mangelnden Nährstoffe zu kommen. Dabei ist er durchaus erfinderisch: Tryptophan- und kohlenhydratreiche Lebensmittel (die gute alte Schokolade!) stehen bei Heißhunger an oberster Stelle. L-Tryptophan ist, wie bereits erwähnt, eine Vorstufe von Serotonin, dem „Glückshormon", das unsere Laune hebt und depressiven Verstimmungen abhelfen kann. Die Gefahr dabei ist allerdings, dass wir, weil sich die Lebensmittel seit der Steinzeit geändert haben, nun nicht mehr zu gesunden stärkehaltigen Nüssen, Samen und Kernen greifen, sondern zu Keksen, Kuchen und Süßigkeiten.

Heißhungerattacken treten häufig abends nach dem Abendessen auf. Das Problem liegt aber nicht nur an dieser Tageszeit, sondern auch das Ernährungsverhalten über den Tag hinweg ist entscheidend. So können unregelmäßige oder unausgewogene Mahlzeiten Heißhunger auslösen. Besonders schlecht ist ein Auf und Ab des Blutzuckerspiegels durch süße Getränke und raffinierte Kohlenhydrate (Weißbrot, Weißgebäck, weißer Reis, Weißmehlprodukte).

Heißhungeranfälle lassen sich durch eine ausgewogene und natürliche Lebensweise vermeiden. Dazu gehören eine gesunde, ausgewogene Ernährung, tägliche Bewegung und ein gutes soziales Umfeld.

Was können Sie tun?

- Sorgen Sie im Vorfeld für ein ausgeglichene Energie- und Nährstoffbilanz:
  - Essen Sie ausreichend während der Mahlzeiten, hungern Sie nicht;
  - essen Sie alle vier bis fünf Stunden eine Mahlzeit, nehmen Sie Ihr Frühstück spätestens zwei Stunden nach dem Aufstehen ein;
  - essen Sie zu jeder Mahlzeit aufbauendes Eiweiß (Fleisch, Fisch, Schinken, magere Milchprodukte, Eier, Hülsenfrüchte), sättigende Kohlenhydrate (Vollkorngetreide, Vollkornbrot) und blutzuckerregulierende Ballaststoffe in Form von knackigem Obst oder Gemüse.
- Etablieren Sie ein geregeltes Essverhalten:
  - Essen Sie nicht im Stehen vor dem Kühlschrank oder in der Küche;
  - entsorgen oder verstauen Sie Essensreste, lassen Sie diese nicht längere Zeit in Ihrer Reichweite stehen;
  - halten Sie sich keine Vorräte von Süßigkeiten, Fast Food oder salzigen Knabbereien – was Sie nicht zu Hause haben, können Sie auch nicht essen;
  - gehen Sie nur mit Einkaufsliste einkaufen und kaufen Sie nur diejenigen Lebensmittel, die auf Ihrer Liste stehen. Vor allem an der Kasse werden vom Handel Produkte platziert, die von den Kunden und Kundinnen quasi im Vorbeigehen gekauft werden sollen. Fragen Sie sich, ob Sie diese Produkte wirklich brauchen;
  - essen Sie vor Ihrem Einkauf! Kaufen Sie nicht ein, wenn Sie hungrig sind.

- Greifen Sie bei Heißhunger zu folgenden Lebensmitteln:
  - zu einem bis zwei Scheiben Schinken;
  - zu einem halben Becher fettarmem Hüttenkäse;
  - zu 250 ml lauwarmer Gemüsesuppe;
  - zu ein paar Essiggurkerln;
  - zu fünf bis sieben Stück Nüssen ...
  - ... und warten Sie dann mindestens 20 Minuten ab, bevor Sie weiteressen.
- Putzen Sie sich nach den Mahlzeiten die Zähne, kauen Sie einen Kaugummi mit Minzgeschmack oder lutschen Sie ein mentholhaltiges, zuckerfreies Bonbon. Diese Geschmacksrichtungen geben Ihnen ein kühles Mundgefühl und der Anreiz von weiteren Speisen wird geringer!
- Träufeln Sie sich einen Tropfen Jasminöl auf Ihr Handgelenk und riechen Sie daran, wenn der Heißhunger auftritt. Durch den süßen Geruch wird dem Gehirn die Aufnahme von Süßigkeiten vorgetäuscht und der Gusto verschwindet.
- Die beste Wahl bei Heißhungergefühlen heißt: **Ablenkung!** Rufen Sie eine Freundin an, gehen Sie spazieren, nehmen Sie ein Bad, treiben Sie Sport, beginnen Sie zu stricken oder im Garten zu arbeiten – finden Sie für sich einfach die beste Alternative.
  - Planen Sie bei Heißhunger, der immer wieder zu einer bestimmten Zeit auftritt, Freizeitaktivitäten vor.
  - Wenn Sie wieder einmal Heißhunger verspüren, dann denken Sie an eine Situation, in der es Ihnen schon gelungen ist, einen Heißhungeranfall zu verhindern. Was genau haben Sie getan? Wiederholen Sie diese Maßnahmen!
  - Finden Sie ein neues „Abendritual“, wenn Ihre Heißhungerattacken zu später Stunde auftreten. Bereiten Sie sich z. B. eine Kanne mit einer besonderen und hochwertigen Teesorte zu und trinken Sie diese ungesüßt während Ihres Abendprogramms (**Tipp:** bei Appetit auf Süßes: süße Teesorten wie Apfeltee, div. Früchteteemischungen; bei Appetit auf Pikantes: Kräuterteemischungen).

Diese Maßnahmen sind als vorübergehende Hilfe gedacht. Wenn Sie dauerhaft Probleme mit Ihrem Essverhalten haben und Heißhungerattacken sehr häufig auftreten, wenden Sie sich bitte an einen Psychotherapeuten oder eine Psychotherapeutin bzw. an eine Fachärztin oder einen Facharzt der Psychiatrie.

Essen Sie mehr von diesen Lebensmitteln:

Rohes Obst und Gemüse, klare Gemüsesuppen mit Gemüseeinlage, Müsli aus Flockenmischungen, Nüsse, Buttermilch, Magerjoghurt, Vollkornbrot, Fisch, mageres weißes Fleisch

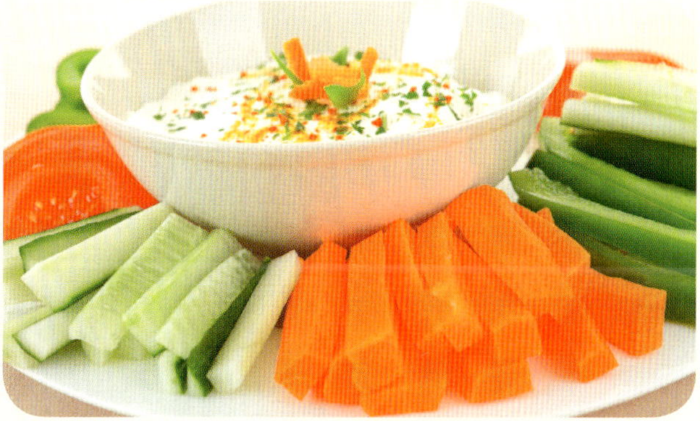

Linsensalat mit Ananas

Zutaten für 4 Portionen:

- 200 g Belugalinsen
- 4 Lorbeerblätter
- 3 Stangen Sellerie
- 100 g Cocktailtomaten
- 2 Frühlingszwiebeln
- 250 g Ananas (Dose)
- 1 TL Kreuzkümmel, gemahlen
- 4 EL Zitronensaft
- 3 EL Rapsöl
- Salz, Pfeffer

Belugalinsen in einem Topf mit ungesalzenem Wasser und Lorbeerblättern zum Kochen bringen, dann die Hitze reduzieren und die Linsen ca. 35 bis 45 Minuten kernig weich kochen. In einem Sieb abtropfen und auskühlen lassen. Selleriestangen putzen und in feine Streife schneiden. Tomaten vierteln. Ananas abtropfen lassen (dabei den Saft aufheben) und in kleine Stücke schneiden. Kreuzkümmel mit Zitronensaft, etwas Ananassaft, Öl, Salz und Pfeffer verrühren. Vorbereitetes Gemüse damit vermischen und evtl. noch mit Gewürzen abschmecken. Frühlingszwiebeln putzen und in feine Ringe schneiden, vor dem Servieren auf den Salat streuen.

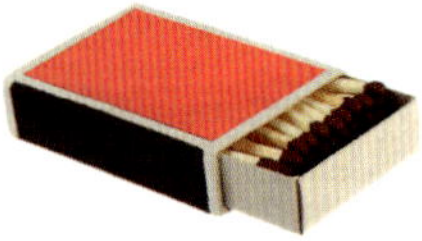

Top-Tipp

Kaufen Sie sich eine Streichholzschachtel – Sie dürfen diese eine Woche lang verwenden. Wenn Sie etwas Süßes essen, entzünden Sie für jedes Stück oder jeden Bissen (z. B. ein Stück Schokolade, einen Bissen Kuchen) ein Streichholz. Überlegen Sie nach jedem Bissen und jedem Stück, ob Sie weiteressen mögen und noch ein Streichholz dafür entzünden oder ob Sie schon genug haben. Am Ende der Woche können alle Streichhölzer aufgebraucht sein, aber beginnen Sie keine weitere Schachtel. Wenn Sie einen Tag lang nichts Süßes essen, haben Sie am nächsten Tag mehr Streichhölzer für eine größere Portion. Es ist leichter, keinen Heißhunger auf Süßes zu bekommen, wenn Sie sich dies nicht verbieten (entnommen aus Pudel/Westenhöfer, 2003).

Quellen

Bauer, J. (2007): Food Cures. New York: Rodale.

Biesalski, H./Grimm P. (2004): Taschenatlas der Ernährung. Stuttgart: Thieme-Verlag.

Deutsche Gesellschaft für Ernährung (2008): Referenzwerte für die Nährstoffzufuhr. Neustadt an der Weinstraße: Verlag Neue Umschau.

Dennehy, C. (2006): The use of herbs and dietary supplements in gynecology: an evidence-based review. J Midwifery Womens Health 51 (6, Nov.–Dez.), S. 402–409.

Elmadfa, I. (2011): Die große GU Nährwert Kalorien Tabelle 2012/13. München: GU-Verlag.

Jacobi, C. et al. (2004): Essstörungen. Göttingen: Hogrefe-Verlag.

Ledochowski, M. (2010): Klinische Ernährungsmedizin. Wien: Springer-Verlag.

Pudel, V./Westenhöfer, J. (2003): Ernährungspsychologie. Göttingen: Hogrefe-Verlag.

Whelan A., Jurgens T., Naylor H. (2009): Herbs, vitamins and minerals in the treatment of premenstrual syndrome: a systematic review. Can J Clin Pharmacol. 16 (3, Herbst), e407–429. Epub 2009 Oct 29.

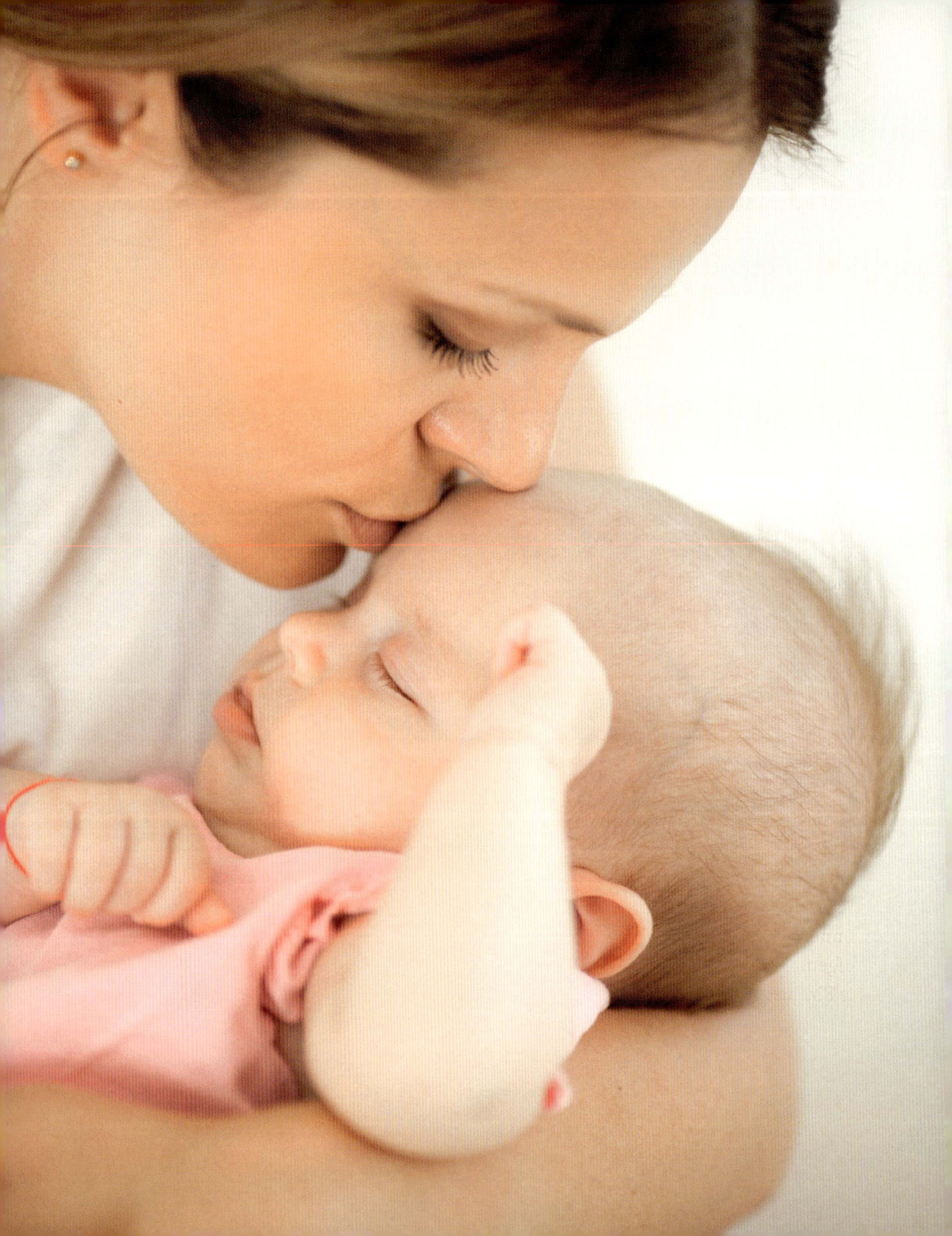

Schwangerschaft und Stillzeit

Fruchtbarkeit

Worum geht es?

Bei vielen Paaren ist der Kinderwunsch und somit der Traum von einer eigenen kleinen Familie ein zentrales Thema. Die Fruchtbarkeit kann durch einen gesunden Lebensstil und durch ausgewogene Ernährung stark begünstigt werden. Eine ungesunde Lebensweise mit körperlicher Inaktivität, Nährstoffmangel durch schlechte Ernährung sowie Nikotin- und Alkoholkonsum beeinträchtigen die Fruchtbarkeit. In diesem Kapitel finden Sie heraus, wie die Fertilität durch Nährstoffe und Lebensmittel auf natürliche Art und Weise gefördert werden kann.

Was ist wichtig?

Basis für die Ernährungstherapie bei Kinderwunsch ist der Ausgleich von Unter- oder Übergewicht – also das Erreichen eines Normalgewichtes – sowie der Verzehr von abwechslungsreichen und regelmäßigen Mahlzeiten im Sinne einer gesunden Ernährung (siehe Anhang, S. 201). Durch den bewussten Einsatz von regionalen und saisonalen Lebensmitteln – v. a. aus biologischer Landwirtschaft – können Schadstoffe vermieden und wertvolle Nähr- und Schutzstoffe aufgenommen werden. In der folgenden Tabelle finden Sie Faktoren, die Einfluss auf Ihre Fruchtbarkeit haben können:

Einflussfaktor	Auswirkung
Rauchen und Passivrauchen	Rauchen führt zur negativen Beeinflussung der Produktion von Hormonen und somit der Fruchtbarkeit und vermindert die Spermaqualität des Mannes. Es entsteht eine hohe Kadmiumbelastung, die das für die Fruchtbarkeit wichtige Zink blockiert.
Schwermetalle	Die Belastung durch Schwermetalle stört die Fruchtbarkeit auf sämtlichen Ebenen und kann auch Chromosomenstörungen verursachen.
Alkoholkonsum	Alkoholkonsum kann zu Störungen bei der Monatsblutung und zur Minderung der Fertilität führen. Beim Mann können sich Spermadichte und Testosteronmenge verringern, Missbildungen von Samenzellen können auftreten.
Koffeinkonsum	Übermäßiger Konsum (mehr als zwei Tassen) von koffein- oder teeinhaltigen Getränken kann die Harnausscheidung erhöhen und somit wichtige Vitalstoffe aus dem Körper schwemmen.
Folsäure	Fördert die Fertilität und ist wichtig für die Entwicklung des Neuralrohres des Babys (Zufuhrempfehlung: 400 µg täglich).
Zink	Zink ist ein Baustein für die Bildung von weiblichen und männlichen Geschlechtshormonen (Progesteron und Östrogen bzw. Testosteron) sowie für Sperma und wird für dessen Fähigkeit, in die Eizelle einzudringen, benötigt. Zink fördert die Zellteilung am Beginn der Schwangerschaft.
Eisen und Vitamin C	Eisen und Vitamin C sind wichtige Nährstoffe bei Kinderwunsch.
Omega-3-Fettsäuren	Omega-3-Fettsäuren haben wichtige Funktionen sowohl im eigenen Körper als auch für die Entwicklung des Embryos.
Mangan	Mangan unterstützt die Bildung von Geschlechtshormonen und den Zellschutz.
Vitamin B_6	Vitamin B_6 beeinflusst die Bildung der weiblichen Hormone positiv.
Vitamin A	Vitamin A fördert u. a. den Aufbau der Gebärmutter- und Scheidenschleimhaut und stellt somit ein optimales Milieu für das Einnisten der befruchteten Eizelle bereit. Vorsicht, embryoschädigend: Vermeiden Sie eine Überdosierung von Vitamin A durch Vitaminpräparate oder den häufigen Konsum von Leber!

Vitamin E	Vitamin E steigert die Fertilität durch seine stimulierende Wirkung auf die Keimdrüsen.
Selen	Selen kann aggressive Substanzen (freie Radikale) im Körper unschädlich machen und begünstigt die Fruchtbarkeit.

Was können Sie tun?

- Meiden Sie schwermetallbelastete Lebensmittel wie Thunfisch, Hai, Heilbutt, Hecht, Schwertfisch, Barsch und Stör.
- Sprechen Sie mit Ihrer Zahnärztin oder Ihrem Zahnarzt über die Möglichkeit, Amalgamfüllungen gegen Kunststoff- oder Edelmetallfüllungen auszutauschen.
- Trinken Sie maximal zwei Tassen Kaffee pro Tag, reduzieren Sie Ihren Koffeinkonsum jedoch langsam, damit es zu keinen „Entzugserscheinungen" kommt. Sinnvolle Alternativen sind Malzkaffee, koffeinfreier Kaffee und Rotbuschtee. Zucker- und koffeinhaltige Getränke wie Cola-Getränke oder Energydrinks sollten gänzlich gemieden werden.
- Reduzieren Sie Ihren Alkoholkonsum auf eine gesundheitlich verträgliche Menge von maximal 10 g Alkohol an zwei Tagen pro Woche. Diese Menge ist in 100 ml Wein oder einem kleinen Bier enthalten.
- Essen Sie viel grünes Blattgemüse – es enthält die wertvolle Folsäure. Da die Zufuhr über die Nahrung jedoch meist gering ist, wird bei Kinderwunsch die Einnahme von Folsäurepräparaten empfohlen („the pill after the pill"). Sprechen Sie mit Ihrer Gynäkologin oder Ihrem Gynäkologen darüber!
- Steigern Sie Ihren Verzehr von zinkreichen Lebensmitteln, das sind grünes Gemüse, Hartkäse, Feigen und Marillen/Aprikosen, Lamm-, Puten- und Rindfleisch, Miso, Nüsse und Samen, Sardinen und Seefisch, Weizenkeime und Vollkornprodukte.

- Eisen wird in Kombination mit Vitamin C (Ascorbinsäure) besser resorbiert. Marinieren Sie z. B. Fisch oder Fleisch in Zitronensaft, trinken Sie stark verdünnte Fruchtsäfte zu den Hauptmahlzeiten, genießen Sie schwarze Ribisel/Johannisbeeren als Nachspeise etc. Für Tipps und eisenreiche Lebensmittel siehe Kapitel Eisenmangel, S. 14
- Fettreicher Seefisch wie Hering, Lachs, Makrele oder Sardine enthält viele Omega-3-Fettsäuren. Er sollte einmal pro Woche auf den Tisch.
- Obst, Gemüse, Hülsenfrüchte, Vollkorngetreide und Milchprodukte, täglich gegessen, versorgen Sie mit allen wichtigen Vitaminen und Mineralstoffen für die Fruchtbarkeit.
- Verwenden Sie Oliven-, Sonnenblumen- oder Weizenkeimöl für die Zubereitung Ihrer Speisen zur Versorgung mit Vitamin E.
- Streuen Sie täglich einen Esslöffel Kokosflocken z. B. in Obstsalat, Müsli und Joghurt oder essen Sie täglich ein bis zwei Paranüsse. Diese Lebensmittel enthalten wertvolles Selen. Verzichten Sie dafür auf einen Esslöffel Streichfett.
- Hören Sie auf zu rauchen – dies sollte auch für Ihren Partner gelten – und vermeiden Sie Passivrauch. Nehmen Sie für einen guten Erfolg Hilfe in Anspruch.
- Bleiben Sie in Bewegung und verbringen Sie viel Zeit an der frischen Luft, um die Sonnenlichteinstrahlung auf Ihrer Haut zu genießen (Vitamin D-Produktion!).

Wichtig ist, dass nicht nur ein Partner, sondern beide ihren Lebensstil ändern und auf ihre Gesundheit achten!

Essen Sie mehr von diesen Lebensmitteln:

Vollkornprodukte, tropische Früchte und Nüsse, Hülsenfrüchte, grünes Gemüse, Bananen und Melonen, Eigelb, Milchprodukte, Karotten und div. Gemüsesorten, Weizenkeim-, Sonnenblumen-, Maiskeim- und Rapsöl

Kabeljaufilet mit Spinatfüllung und Mandelreis

Zutaten für 4 Portionen:

8 dünne Kabeljaufilets (je 75 g)

2 EL Zitronensaft

200 g Blattspinat
(frisch oder tiefgekühlt)

Muskat, Salz

4 TL Kräuterbutter

4 EL Crème fraîche

4 mittelgroße Tomaten

240 g Reis (Rohgewicht)

60 g Mandelblättchen

1 EL Butter

Kabeljaufilets unter kaltem Wasser abspülen, mit Küchenpapier trockentupfen, mit Zitronensaft beträufeln und salzen. Spinat in wenig Salzwasser etwa 10 Minuten garen. Abtropfen lassen, dann mit Muskat und Salz würzen. 4 Fischfilets in eine Auflaufform geben und mit Kräuterbutter bestreichen. Den Spinat darauf verteilen und jeweils mit dem zweiten Fischfilet bedecken. Crème fraîche und die in Scheiben geschnittenen Tomaten auf den Fisch geben. Die Auflaufform mit Folie abdecken und im vorgeheizten Backrohr etwa 15 bis 20 Minuten bei 220° C garen.

Inzwischen Reis laut Packungsangabe zubereiten. Mandeln in ein wenig Butter goldgelb anrösten und mit dem fertig gegarten Reis in der Pfanne vermengen.

Top-Tipp

Neben einer gesunden und ausgewogenen Ernährung, die Ihrem Körper gut tut, ist es auch wichtig, Ihrer Seele etwas Gutes zu tun. Achten Sie daher auf Ihre innere Ausgeglichenheit und reduzieren Sie bewusst Stress in Ihrem Leben! Innere Dysbalance und ein hektischer Lebensstil haben negative Auswirkungen auf die Empfängnisbereitschaft sowie auf die Fruchtbarkeit von Mann und Frau. Als Maßnahme können Entspannungsübungen wie z. B. Yoga oder Meditation erlernt oder ein Ausgleich in Bewegung und Sport gefunden werden.

Im Internet

Über medizinische Möglichkeiten bei Kinderwunsch gibt ein Film Auskunft: http://www.vielgesundheit.at/filme/krankheitsbilder/filmdetail/video/kinderwunsch.html

Essen für zwei? Tipps zur gesunden Ernährung in der Schwangerschaft

Worum geht es?

Es gibt die Mär, dass Frauen in der Schwangerschaft für zwei essen können oder dürfen. Aber ist diese Empfehlung ernährungsmedizinisch richtig? Die Antwort lautet: **Ja und nein!**

In der Schwangerschaft benötigt die werdende Mutter und das ungeborene Kind **Mikronährstoffe für zwei; der Kalorien- und Energiebedarf steigt jedoch nur in einem geringen Ausmaß an**. Also doppelt so hochwertig statt doppelt so viel!

In einer Sondersituation befinden sich Frauen, die unter stark ausgeprägten Schwangerschaftsbeschwerden (wie z.B. ständige Übelkeit und Erbrechen) leiden. Diese werdenden Mütter haben spezielle Ernährungsbedürfnisse, weswegen die allgemeinen Empfehlungen individuell für sie anzupassen sind (siehe das Kapitel „Typische Schwangerschaftsbeschwerden", S. 44).

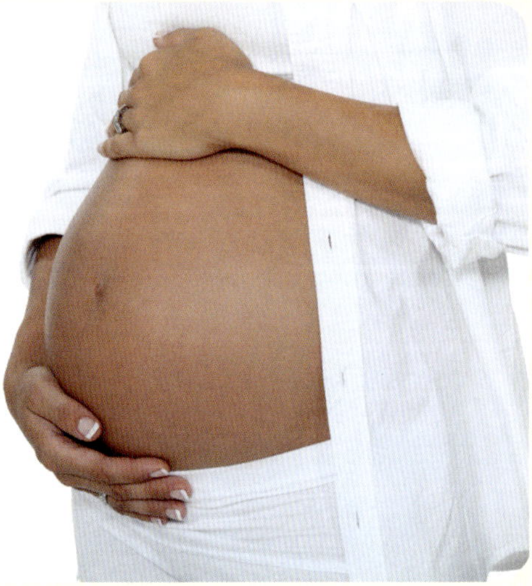

Für eine optimale Entwicklung des Kindes ist eine ausgewogene und gesunde Ernährung während der Schwangerschaft essenziell. Weiters ist es für den Körper der Mutter wichtig, rundum versorgt zu sein, um später keine Mangelerscheinungen und Spätfolgen (z.B. Osteoporose, verminderte Zahngesundheit) zu erleiden. Zudem konnten Untersuchungen belegen, dass die Ernährung der Mutter in der Schwangerschaft bzw. in der Stillzeit das Ernährungsverhalten des Kindes beeinflusst (Geschmacksprägung z.B. auf Gemüse) und somit langfristige Auswirkungen auf die Gesundheit des Kindes haben kann.

Was ist wichtig?

Für die Ernährung in der Schwangerschaft ist v. a. die Qualität und nicht die Quantität relevant. Während sich erst ab dem dritten Schwangerschaftsmonat ein Mehrbedarf an Energie – also Kalorien – von durchschnittlich 250 Kilokalorien pro Tag entwickelt, steigt der Mikronährstoffbedarf an Vitaminen und Mineralstoffen bereits am Beginn der Schwangerschaft stark an. Des Weiteren erhöht sich der Eiweißbedarf ab dem vierten Schwangerschaftsmonat um durchschnittlich eine Portion (10 g Eiweiß) täglich. Detaillierte Informationen zu Eiweißportionen finden Sie im Anhang (S. 208–209).

Die positiven Entwicklungen des Kindes aufgrund der gesunden Ernährung der werdenden Mutter sind vielfältig:

Beispiele für **positive Beeinflussung der Entwicklung des Kindes:**

- stärkeres Muskelwachstum
- höheres Knochenwachstum
- Steigerung der körperlichen und geistigen Leistungsfähigkeit
- Förderung der Geschmackspräferenz

Was können Sie tun?

Folgende Empfehlungen können Ihnen zu einer gesunden und ausgewogenen Ernährung in der Schwangerschaft verhelfen. Sie nehmen Bezug auf die Österreichische Ernährungspyramide für Schwangere des Bundesministeriums für Gesundheit (siehe auch S. 40).

Bewegen Sie sich:

- viel an der **frischen Luft**. Dies hält Sie fit und durch die Sonnenlichteinstrahlung auf Ihrer Haut fördern Sie zusätzlich Ihre körpereigene Vitamin-D-Produktion.
- **im Rahmen von geeigneten Sportarten** für Schwangere. Prinzipiell gilt: Wenn alles in Ordnung ist, können Sie fast jede Art von Bewegung machen, die Sie schon vor Ihrer Schwangerschaft aus-

geübt haben. Ausnahmen sind Sportarten mit Sturzgefährdung oder mit Gewichten. Falls Sie keinen Sport getrieben haben, sollten Sie in der Schwangerschaft mit gelenksschonenden und nicht zu belastungsintensiven Sportarten beginnen. Durch Sport wird Ihre Muskelmasse gestärkt bzw. aufgebaut, die Blutzirkulation zwischen Ihnen und Ihrem Baby wird erhöht, häufige Schwangerschaftsbeschwerden (z. B. Rückenschmerzen) werden gelindert, Ihr Grundumsatz („Energieniveau") wird verbessert und die innere Ausgeglichenheit gefördert.

- indem Sie geeignete **Sportarten** ausüben, z. B. Walken, zügiges Gehen, (Hometrainer-)Fahrradfahren, Schwimmen, Aquaaerobic, Golfen, Schwangerengymnastik, Schwangerenyoga etc.
- **regelmäßig** (d. h. gleichmäßig über die Woche verteilt) und nicht länger als 30 Minuten pro Tag.
- **ohne starke passive und erzwungene Dehnübungen**, da in der Schwangerschaft aufgrund der Hormonumstellung die Gelenke gelockert sind und Überdehnungen schnell auftreten können. Des Weiteren werden ruckartige, schnelle und hüpfende Bewegungen sowie schnelle Wechsel von Positionen nicht empfohlen.
- **nie, indem Sie sich überanstrengen**, sowie nie bei sehr **hohen Temperaturen** oder **hoher Luftfeuchtigkeit**. Überhitzung soll stets vermieden werden und eine ausreichende Flüssigkeitszufuhr ist essenziell.

Trinken Sie:

- **ausreichend kalorienfreie bzw. -arme Getränke** wie Mineralwasser, Leitungswasser, ungezuckerte Früchte- oder Kräutertees, stark verdünnte, 100%ige Fruchtsäfte etc. – am besten zwei Liter pro Tag. Falls Sie stark schwitzen oder unter Durchfall oder Erbrechen leiden, sollten Sie die Wasserverluste mit noch mehr Flüssigkeit ausgleichen. In solchen Situationen eignen sich isotone Getränke (Rezepte siehe Anhang, S. 205–207) besonders gut, da sie am schnellsten vom Körper aufgenommen werden.

Essen Sie:

- **sechs Portionen Obst und Gemüse** über den Tag verteilt, die in vier Gemüse- und zwei Obstportionen aufgeteilt werden sollten. Achten Sie bei Gemüse und Obst auf regionale und saisonale Produkte sowie auf hohe Qualität. Auch gut durchgegarte Hülsenfrüchte (Bohnen, Erbsen, Kichererbsen, Linsen, Soja) stellen aufgrund ihres hohen Gehalts an Ballaststoffen, Eisen und pflanzlichem Eiweiß eine gute Nährstoffquelle dar und sollten regelmäßig verzehrt werden. In der Ernährungspyramide für Schwangere ist die Wichtigkeit des Obst- und Gemüseverzehrs sogar zusätzlich gekennzeichnet: Die übliche Empfehlung, fünfmal pro Tag Obst und Gemüse zu essen („5 a day"), wird für Schwangere durch ein „+1" zu insgesamt sechs Portionen Obst und Gemüse erweitert.
- **ballaststoffreiche Lebensmittel** wie Getreideprodukte aus Vollkorn (Vollkornbrot, -gebäck, -müsli, -nudeln, -reis etc.) und Kartoffeln. **Tipp:** Feinvermahlene Vollkornprodukte werden besser vertragen.
- **hochwertige pflanzliche Öle** (für die warme Küche: ein Esslöffel Rapsöl pro Tag; für die kalte Küche: ein Esslöffel Leinsamen-, Oliven-, Soja-, Traubenkern- oder Walnussöl täglich).
- **fettarme Milch und Milchprodukte wie Joghurt, Käse, Buttermilch etc.** Diese Calciumlieferanten versorgen Sie mit biologisch hochwertigem Eiweiß und vielen Vitaminen und Mineralstoffen. Des Weiteren können diese tierischen Eiweißquellen ideal mit pflanzlichen Eiweißquellen wie z. B. Getreide (Brot, Müsli) und Früchten (Äpfel, Erdbeeren) kombiniert werden.
- ein- bis zweimal pro Woche eine Portion (= handtellergroß und handtellerdick) **Fisch** (ideal: einmal fettarm wie Scholle, Zander, Dorsch und einmal fettreich wie Lachs, Hering, Forelle, Saibling). Letztere liefern wertvolle Omega-3-Fettsäuren, die positive Effekte auf die Augen-, Gehirn- und Nervensystementwicklung des Kindes haben. Hecht, Heilbutt, Schwertfisch oder Thunfisch sollen aufgrund der möglichen Schwermetallbelastung in der Schwangerschaft nicht verzehrt werden.

- dreimal pro Woche eine Portion (= handtellergroß und handtellerdick) **Fleisch oder Wurstwaren**, wobei fettarme Varianten bevorzugt werden sollen.
- drei **Eier** pro Woche. Sie tragen zu einer ausreichenden Proteinzufuhr bei und versorgen Sie mit wertvollem, biologisch hochwertigem Eiweiß.
- maximal 20 g (= eine „Hotelbutterpackung") **Streichfett** in Form von Butter bzw. bei erhöhten Blutfettwerten pflanzliche Margarine pro Tag. Sehr fettreiche Lebensmittel wie z. B. Mayonnaise und Schlagobers/Sahne sollen nur in kleinen Mengen verzehrt werden.
- **nur selten und in kleinen Mengen Süßigkeiten, Fast Food, Snacks, Knabbereien, Limonaden** und **Mehlspeisen**. Diese Lebensmittel sind nicht verboten, jedoch ernährungsphysiologisch nicht wertvoll. Essen Sie diese aufgrund des hohen Fett-, Zucker- und somit Kaloriengehalts nur ab und zu.

Achtung!

- **Kein Alkohol und kein Nikotin!** Das schadet Ihrem Kind!
- **Reduzieren Sie den Konsum von koffein- und teeinhaltigen Getränken** (maximal vier mittelgroße Tassen Schwarz- oder Grüntee bzw zwei mittelgroße Tassen Kaffee). Nicht empfohlen werden gesüßte Getränke mit erhöhtem Koffeingehalt (z. B. Energy Drinks, Eistee) und chininhaltige Getränke (z. B. Bitter Lemon, Tonic Water).
- **Essen Sie kein unvollständig gegartes oder rohes Fleisch** (z. B. Beef Tartar, Carpaccio, Steak medium), **keine Rohwürste** (z. B. Salami) oder **rohen Fisch** (z. B. geräucherten Lachs, Sushi) bzw. **rohe Meeresfrüchte** (z. B. Austern). Trinken Sie **keine Rohmilch** und verzehren Sie **keine Rohmilchprodukte** (= nicht pasteurisierte Milch und Milchprodukte; Bezeichnung „aus Rohmilch hergestellt").

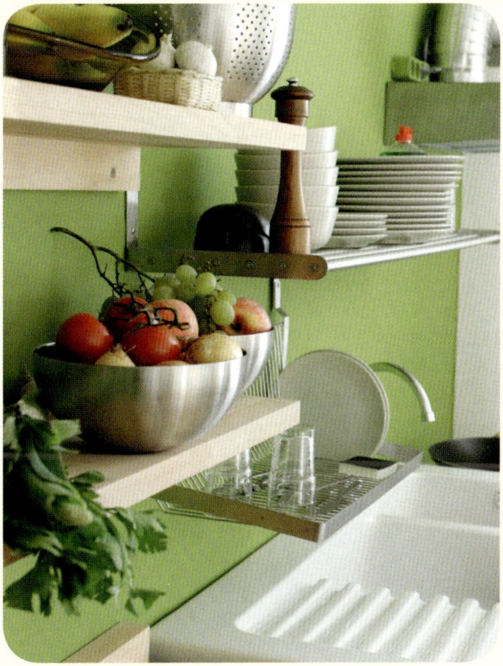

- **Essen Sie keine rohen Eier und daraus hergestellte Speisen** (z. B. Tiramisu, Mayonnaise etc.; industriell und in Großküchen hergestellte Produkte werden meist mit pasteurisierten Eiern zubereitet und sind unbedenklich) oder **halb gegarte Eier** (z. B. Spiegelei, Frühstücksei). Der Grund für die verstärkten Hygienemaßnahmen ist, dass die Immunabwehr in der Schwangerschaft geschwächt sein kann. Lebensmittelbedingte Infektionen können vermieden werden.
- **Essen Sie keine Innereien.** Sie enthalten Schadstoffe.
- **Gründliche Hygiene** ist für Ihre Gesundheit und für die Gesundheit Ihres Babys wichtig. Als Faustregel gilt: regelmäßiges, gründliches Händewaschen beim Nachhausekommen, vor und nach der Zubereitung von Speisen, nach dem Toilettenbesuch und nach Tierkontakt. Lebensmittel sollen gründlich gewaschen und gut durchgegart werden. Achten Sie auf ausreichende Hygiene in der Küche und im Badezimmer.

Essen Sie ausgewogen:

- **ca. fünf Mahlzeiten über den Tag verteilt**, d. h. drei Hauptmahlzeiten (Frühstück, Mittag- und Abendessen) und zwei kleinere Zwischenmahlzeiten (z. B. eine Obst- und eine Milchprodukt-Zwischenmahlzeit). Auf diese Weise wird das Völlegefühl nach den Mahlzeiten gering gehalten und mögliche Übelkeit reduziert. Des Weiteren finden viele verschiedene Lebensmittel – und somit unterschiedliche Nährstoffe – in Ihrem Speiseplan Einsatz.
- eine **abwechslungsreiche und gemischte Kost**, um mit allen Makro- und Mikronährstoffen versorgt zu sein.

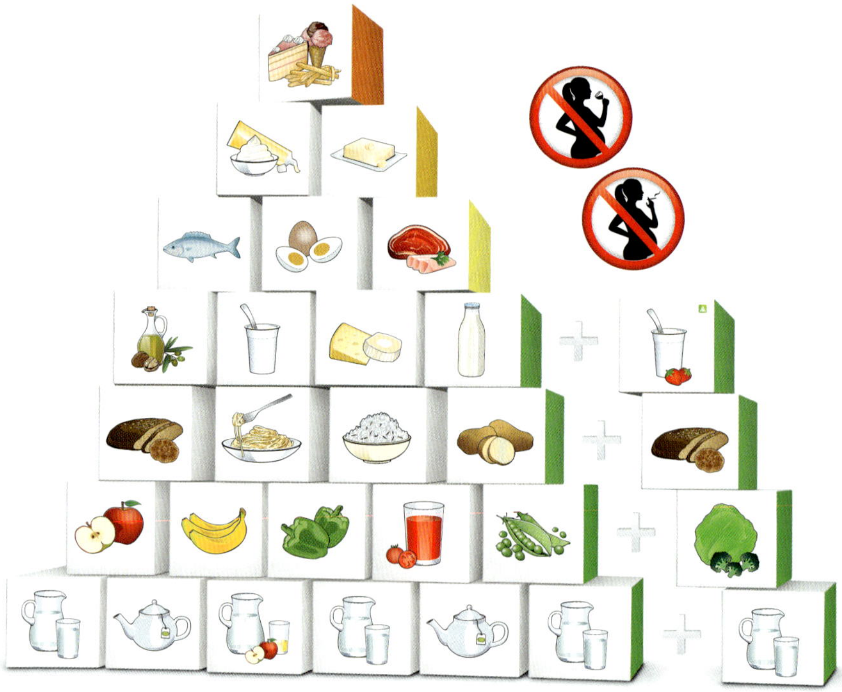

Quelle: Bundesministerium für Gesundheit

Essen Sie mehr von diesen Lebensmitteln:

Kritische Nährstoffe in der Ernährung von Schwangeren sind **Eisen, Folsäure, Jod** und **Vitamin D**. Jedoch auch die durchschnittliche Aufnahme von **Vitamin B_6, Calcium, Vitamin E** und **Magnesium** liegt knapp unterhalb der Zufuhrempfehlungen der Gesellschaften für Ernährung aus Deutschland, Österreich und der Schweiz (DACH). Außerdem sind die langkettigen, mehrfach ungesättigten Fettsäuren wie Omega-3-Fettsäuren ein essenzieller Nährstoff.

In der folgenden Tabelle finden Sie eine Übersicht über Lebensmittel, die diese kritischen Nährstoffe enthalten:

Folsäure	➻ Hülsenfrüchte (z. B. Linsen, Bohnen, Erbsen ...) ➻ Gemüse – v. a. grüne Sorten (z. B. Spinat, Salat, Fenchel, Brokkoli und div. Kohlarten) ➻ Obst (z. B. Beeren, Orangen, Bananen) ➻ Vollkornprodukte (z. B. Gebäck, Beilagen ...) ➻ Milchprodukte ➻ Nüsse
Vitamin D	➻ Die Versorgung erfolgt zu 80 % über die körpereigene Produktion durch Sonnenlichteinstrahlung (10 bis 15 Minuten täglich auf Gesicht, Hals und Oberarme) ➻ Fische ➻ Milch und Milchprodukte (z. B. Joghurt, Buttermilch) ➻ Eier ➻ Pilze ➻ Margarine
Eisen	➻ Rotes Fleisch (z. B. Rindfleisch und Wild) ➻ Vollkornprodukte (z. B. Brot, Müsli) ➻ Grünes Blattgemüse (z. B. Grünkohl/Wirsing, Spinat) ➻ Hülsenfrüchte (z. B. Kichererbsen)
Jod	➻ Milch und Milchprodukte ➻ Eier ➻ Seefische und andere maritime Produkte ➻ Jodiertes Speisesalz
Vitamin E	➻ Haselnüsse ➻ Weizenkeim-, Sonnenblumen-, Maiskeim- und Rapsöl
Vitamin B_6	➻ Fisch ➻ Hühner- und Schweinefleisch ➻ Gemüse (z. B. Kohl, Vogerl-/Feld-/Rapunzelsalat, Fisolen, Linsen, Sojabohnen) ➻ Kartoffeln ➻ Bananen ➻ Vollkornprodukte

Calcium	➸ Milch- und Milchprodukte ➸ Calciumreiche Mineralwassersorten (über 150 mg Calcium pro Liter) ➸ Sojaprodukte mit Calciumzusatz (z. B. Sojamilch, -pudding, -joghurt) ➸ Gemüse (z. B. Fenchel, Brokkoli, Lauch, Grünkohl/Wirsing)
Magnesium	➸ Geflügel ➸ Fisch ➸ Milch und Milchprodukte ➸ Vollkornprodukte ➸ Kartoffeln ➸ Viele Gemüsearten ➸ Beerenobst, Orangen, Bananen ➸ Sojabohnen, Kürbiskerne ➸ Mineralwasser (über 50 mg Magnesium pro Liter)
Omega-3-Fettsäuren	➸ Fette Seefische (z. B. Hering, Lachs) ➸ Fettere heimische Fische (z. B. Karpfen, Saibling) ➸ Pflanzliche Öle (Leinsamen-, Raps-, Soja-, Walnussöl) ➸ Bei seltenem oder fehlendem Konsum von Fisch: Omega-3-Fettsäuren-Supplemente (sind bei vielen Multivitamin-Präparaten für Schwangere ab dem dritten Monat inkludiert)

Quelle: Bundesministerium für Gesundheit, Projekt „Richtig essen von Anfang an“

Top-Tipp

Die Faustregel für eine gesunde und ausgewogene Ernährung in der Schwangerschaft ist:

Die Vielfalt der verschiedenen Lebensmittel ist ausschlaggebend. Zusätzlich können Sie täglich ein Multivitaminpräparat für Schwangere einnehmen.

Des Weiteren bieten staatliche Organisationen wie z. B. das österreichische Bundesministerium für Gesundheit, die Krankenkassen oder möglicherweise die Klinik, in der Sie entbinden, kostenlose Vorträge und Workshops von Ernährungsfachkräften für Schwangere, Stillende und für Kinder im Beikostalter an.

Spaghetti mit Gemüsesoße und Vogerlsalat

Zutaten für 4 Portionen:

400 g Spaghetti
1 TL Öl
200 g Karotten
60 g Knollensellerie
100 g Melanzani/Auberginen
4 Tomaten
2 kleine Zucchini
2 EL Olivenöl
2 EL Butter
Salz
400 ml Gemüsesuppe
1 EL Stärke
1 EL Petersilie, gehackt
1 EL Thymian, gehackt
50 g Parmesan, fein gerieben
400 g Vogerl-/Feldsalat
Marinade: Essig, 2 EL Walnussöl, Salz, Pfeffer, Senf, getrockneter Knoblauch

Spaghetti in Salzwasser mit dem Teelöffel Öl bissfest garen, dann kalt abschrecken und beiseite stellen. Karotten und Sellerie schälen und würfelig schneiden. Melanzani und Zucchini putzen und ebenfalls würfeln. Tomaten mit heißem Wasser überbrühen, schälen und das Tomatenfleisch würfeln. Das vorbereitete Gemüse in Olivenöl andünsten, dann mit Gemüsesuppe aufgießen. Die Stärke mit etwas kaltem Wasser anrühren und in die heiße Gemüsesauce einrühren. Einmal aufkochen lassen, dann die Sauce mit den fein gehackten Kräutern und evtl. mit Salz abschmecken. Die Butter erhitzen, aufschäumen und die Spaghetti hinzugeben. Blattsalat gut waschen und kurz vor dem Servieren marinieren. Zum Schluss die Spaghetti mit der Gemüsesoße anrichten, mit frisch geriebenem Parmesan bestreuen und mit Blattsalat genießen.

Typische Schwangerschaftsbeschwerden

Worum geht es?

Während der Schwangerschaft kommen viele physische und psychische Veränderungen auf die werdende Mutter zu.

Was ist wichtig?

Vor allem die erste Geburt löst in vielen Frauen Denkprozesse in Bezug auf die eigene Lebenssituation, die Geburt, die Stillzeit und die neue Rolle als Mutter aus. Allein durch diese psychische Sondersituation können ernährungsrelevante Beschwerden wie Appetitlosigkeit, Kopfschmerzen, Verdauungsstörungen, Stimmungsschwankungen, Gereiztheit, Übelkeit oder Kreislaufprobleme auftreten. Des Weiteren entstehen körperliche und hormonelle Veränderungen, die zu einer Vielzahl an kleineren oder größeren Unannehmlichkeiten während der Schwangerschaft führen können.

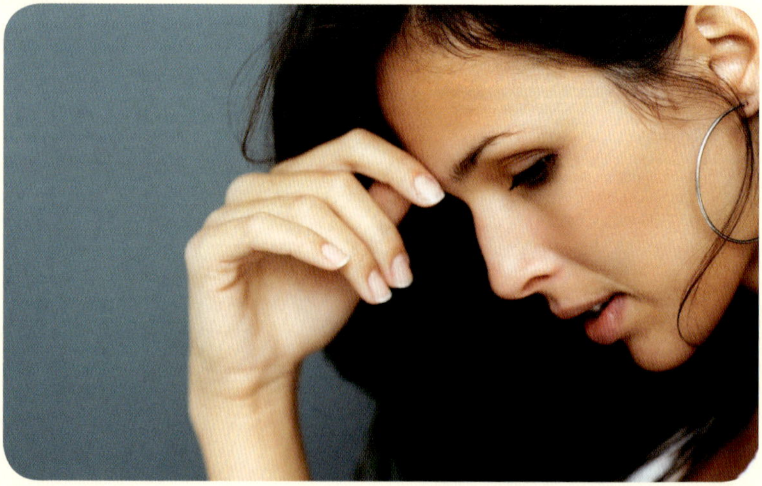

Beschwerden	Ursachen
Obstipation (Verstopfung)	Ausgelöst durch hormonell bedingte verminderte Bewegung (Motilität) im Magen-Darm-Trakt und falsche Ernährungsgewohnheiten.
Übelkeit und Erbrechen	Häufig ausgelöst durch: Hormone, Geruchsempfindlichkeit, erhöhten Speichelfluss, Psyche. Eine leichte Übelkeit ist durch die körperliche Umstellung in der Frühschwangerschaft „biologisch normal". Sie tritt meistens am Morgen nach dem Erwachen auf; die Beschwerden bessern sich häufig nach der 12. bis 16. Schwangerschaftswoche. Vorsicht: Bei Hyperemesis gravidarum dauern Übelkeit und Erbrechen den ganzen Tag lang an. Hauptursache sind die massiven hormonellen Veränderungen, die in der Frühschwangerschaft im Körper vor sich gehen, ebenso wie die Höhe des ß-HCG (Schwangerenhormon). Deshalb sind die Beschwerden bei Mehrlingen stärker ausgeprägt als bei einem einzigen Fötus. Gefahr: hoher Flüssigkeits- und Elektrolyt- sowie Gewichtsverlust. Suchen Sie eine Ärztin oder einen Arzt auf!
Sodbrennen (Reflux)	Gewebe und Muskulatur werden durch die Hormonumstellung lockerer; dadurch verliert auch der Schließmuskel am Ausgang der Speiseröhre an Spannkraft. Vor allem in den letzten Schwangerschaftswochen drückt das wachsende Kind immer mehr, der Mageninhalt wird hochgepresst. Sodbrennen tritt häufig in Kombination mit Völlegefühl, saurem Aufstoßen, Zurückfließen von saurem Mageninhalt und Schmerzen in der Speiseröhre oder im Magen auf. Die sensible Schleimhaut in der Speiseröhre und im Magen wird gereizt, ein brennendes Gefühl ist die Folge.
Heißhunger	Ausgelöst durch veränderten Appetit infolge Hormonumstellung und/oder psychischer Faktoren.
Ödeme	Bedingt durch einen Anstieg der Östrogenkonzentration – physiologisch bedingt und unbedenklich. Vorsicht: Plötzlich auftretende, deutlich sichtbare Ödeme können Zeichen einer Gestose (Schwangerschaftsvergiftung) sein, zusätzlich besteht erhöhter Blutdruck und Eiweißverlust über den Harn. Suchen Sie sofort eine Ärztin oder einen Arzt auf!
Völlegefühl und Blähungen	Ausgelöst durch Veränderungen in Ernährung, Psyche und Darmflora.

Was können Sie tun?

Ernährungstherapie bei Obstipation (Verstopfung)

- Essen Sie vermehrt ballaststoffreiche Lebensmittel wie (feinvermahlene) Vollkorngetreideprodukte, Obst, Gemüse und Hülsenfrüchte.
- Achten Sie auf eine ausreichende Flüssigkeitsaufnahme (mindestens zwei bzw. zweieinhalb Liter zuckerarme, koffeinfreie Getränke täglich). Auch Fruchtsäfte wie Apfel- oder Traubensaft – evtl. mit Wasser verdünnt und lauwarm serviert – können getrunken werden. Durch die enthaltene Fruchtsäure wird die Verdauung angeregt.
- Ideal zum Einrühren in Fruchtmus, Joghurt, Müslimischungen oder Milchbrei sind über Nacht eingeweichter oder geschroteter Leinsamen bzw. Weizenkleie sowie über Nacht eingeweichtes Dörrobst (z. B. Dörrpflaumen).
- Reduzieren Sie stopfende Lebensmittel (z. B. Bananen, Kakao, Reis, Mehlspeisen, Schokolade, Süßspeisen, Weißmehlprodukte), wenn Sie diese in größeren Mengen verzehren.
- Setzen Sie gesäuerte Milchprodukte (z. B. Buttermilch, Joghurt, Sauermilch) oder Milchzucker-Pulver bewusst ein.
- Trinken Sie ein großes Glas lauwarmes Wasser vor dem Frühstück.
- Verwenden Sie lösliche Ballaststoffpräparate aus der Apotheke, und steigern Sie die Menge langsam tageweise (z. B. Resource Optifibre®, Stimulance MultiFibre®). Beginnen Sie dafür mit einer kleinen Portion von einem halben bis einem Messlöffel pro Tag. Genaue Informationen entnehmen Sie dem Beipacktext.
- Des Weiteren sind in der Apotheke verdauungsfördernde Präparate mit dem Wirkstoff Laktulose erhältlich, die bei Verstopfung eingesetzt werden können (z. B. Laevolac®).

Mögliche Maßnahmen nach Rücksprache mit Ihrer Ärztin oder Ihrem Arzt

- Bei der Einnahme von hoch dosierten Eisenpräparaten: alternative Darreichungsformen oder Alternativprodukte verschreiben lassen, da diese die Obstipation verstärken können.

Weitere Tipps finden Sie im Kapitel „Stuhlverstopfung“ (S. 160).

Ernährungstherapie bei Übelkeit und Erbrechen

- Essen Sie eine Kleinigkeit im Bett vor dem Aufstehen, z. B. trockenen Zwieback, Knäckebrot, salziges Knabbergebäck wie Salzstangerln oder Cracker, Butterkekse – dazu eine kalte Tasse Tee, die am Vorabend mit der kleinen Speise ans Bett gestellt werden kann.
- Achten Sie auf ausreichende Aufnahme von Flüssigkeiten – ideale Getränke sind kühle isotone Getränke (Rezepte siehe Anhang, S. 205–207), kühle Fruchtsäfte, 1 : 3 mit Wasser verdünnt, kühler Anis-, Ingwer-, Hopfen-, Kamillenblüten-, Käsepappel-, Koriander-, Melissen-, Pfefferminz- oder Pfirsichblättertee mit wenig Zucker, lauwarme Gemüsesuppe.
- Nehmen Sie im Rahmen der „leichten Vollkost“ über den Tag verteilt mehrere kleine Mahlzeiten ein (siehe Anhang, S. 204).
- Lutschen Sie kleine Mengen Wassereis oder Eiswürfel.
- „Hausmittelchen“ sind: ein Stück Würfelzucker mit einem Tropfen Pfefferminzöl, Ingwer in kleinen Mengen (z. B. als Gewürz in Gerichten oder kandiert), Kaugummi, harte Minze- oder Zitronenbonbons.

Mögliche Maßnahme nach Rücksprache mit Ihrer Ärztin oder Ihrem Arzt

- Tropfen oder Medikamente, die die Übelkeit reduzieren.

Ernährungstherapie bei Sodbrennen (Reflux)

- Meiden Sie Koffein, Süßigkeiten, Sauerteigbrot, stark gewürzte, saure, süße und fette Speisen – sie sind sogenannte Magensäurelocker (d. h. sie bewirken vermehrte Ausschüttung der Magensäure).
- Günstig sind eiweißreiche Lebensmittel wie z. B. fettarme Milchprodukte (Buttermilch, Cottage Cheese, Joghurt, Topfen/Quark), Fisch, fettarmes Fleisch sowie feinvermahlene Vollkornprodukte wie Grahamweckerln, Vollkorntoastbrot, Vollkornteigwaren oder Schwarzbrot. Diese Lebensmittel helfen, die Magensäure zu neutralisieren und sind leichter verdaulich.
- Nehmen Sie die letzte Mahlzeit drei Stunden vor dem Zubettgehen ein und schlafen Sie in leicht aufrechter Lage (ca. 40°) oder auf der linken Seite.
- Essen Sie mehrere kleine Mahlzeiten pro Tag (ca. alle zwei Stunden), damit die Phasen der Nüchternheit und somit evtl. auftretende Schmerzen durch zu aggressive Magensäure vermieden werden; zudem benötigen mehrere kleine Mahlzeiten neben dem wachsenden Kind weniger Platz im Bauchraum.
- Kauen Sie gut und essen Sie langsam. Nehmen Sie sich Zeit beim Essen – „gut gekaut ist halb verdaut"!
- Trinken Sie Kartoffelsaft (mögliche Dosierung: drei- bis viermal 5 ml über den Tag verteilt sowie 10 ml vor dem Zubettgehen bzw. lt. Packungsbeilage) als basischen Puffer für die überschießende Magensäure. Kartoffelsaft ist in Apotheken und Reformhäusern erhältlich. Nach dem Öffnen muss er gekühlt werden. Für selbst hergestellten Kartoffelsaft: vollständig entkeimte, reife (nicht grüne) und nicht von Braunfäule befallene rohe (Bio-)Kartoffeln gründlich säubern, nicht schälen und im herkömmlichen mechanischen Entsafter pressen. **Tipp:** Kartoffelsaft in ungezuckerte Kräuter- oder milde Früchteteemischungen einrühren.
- Heilerde ist ebenfalls ein altbewährtes Hausmittel bei Sodbrennen. Verwendung: ein bis zwei Teelöffel Heilerde in einen Viertelliter Wasser einrühren; morgens auf leeren Magen und abends

vor dem Zubettgehen trinken. Bei akuten Beschwerden eine Stunde vor der Mahlzeit einen Teelöffel in einem Viertelliter Wasser gelöst trinken. Lassen Sie sich bezüglich der Einnahme in der Apotheke beraten. Als weitere Darreichungsform sind in der Apotheke Kapseln erhältlich.

- Kauen Sie Haferflocken, Mandeln oder Nüsse bzw. eine rohe Karotte langsam klein und speicheln Sie diese vor dem Schlucken gut ein.
- Sorgen Sie für eine ausreichende Flüssigkeitszufuhr mit mineralstoffreichem Mineralwasser wie z. B. Präblauer®, Radenska®, Sicheldorfer® Heilwasser oder Teemischungen wie z. B. Hopfenzapfen-, Kamillenblüten-, Käsepappel- und Melissenblättertee. Meiden Sie säurehaltige Getränke wie Fruchtsäfte, Früchtetee und zuckerhaltige Getränke wie Limonaden und Fruchtnektare. Kohlensäure wird individuell gut oder schlecht vertragen, testen Sie also Ihre persönliche Verträglichkeit aus.
- Suchen Sie sich Entspannung und Ausgleich durch z. B. Schwangerschaftsyoga oder leichte Bewegung.

Mögliche Maßnahme nach Rücksprache mit Ihrer Ärztin oder Ihrem Arzt

- Einnahme von Basenpulver oder basischen Mischungen aus Mineralstoffen und Kräutern aus der Apotheke.
- Medikamentöse Behandlung mit Antazida (Arzneimittel zur Neutralisierung der Magensäure, z. B. Rennie®); Vorsicht: Protonenpumpenhemmer (PPI) nur nach ärztlicher Verschreibung!
- Ein Mittel aus der Apotheke, aus einer speziellen Algenart hergestellt, bildet eine neutrale Schutzschicht auf dem Mageninhalt und schützt die Speiseröhre vor der aggressiven Wirkung der Magensäure. Das Mittel gibt es mittlerweile als Gel zum Einnehmen oder als Kautabletten.

Weitere Tipps finden Sie im Kapitel „Sodbrennen“ (S. 150).

Ernährungstherapie bei Heißhunger

- Verzehren Sie fünf kleine Mahlzeiten über den Tag verteilt.
- Versuchen Sie, auf eine ausgewogene Ernährung im Rahmen der österreichischen Ernährungspyramide für Schwangere zu achten.
- Ideal für Zwischendurch: eine Obstmahlzeit (z. B. eine Handvoll Marillen/Aprikosen) oder eine Milchmahlzeit (z. B. ein Glas Buttermilch) – essen Sie aber nicht zu viel Obst (maximal zwei bis drei Portionen), da es auch Fruchtzucker enthält.
- Beginnen Sie den Tag lieber mit einem pikanten Frühstück (z. B. ein Stück Gebäck mit fettarmem Käse und Minigurken) als mit einem süßen Frühstück.
- Bei Heißhunger auf Süßes:
    - einen Tropfen Jasmin-Öl auf den Handrücken streichen und daran riechen;
    - süße Früchtetee-Mischungen trinken – v. a. am Abend beim Fernsehen.

Weitere Tipps finden Sie im Kapitel „Heißhungerattacken" (S. 21).

Ernährungstherapie bei Ödemen

- Trinken Sie genügend Flüssigkeit im Rahmen der österreichische Ernährungspyramide für Schwangere.
- Essen Sie mehr kaliumreiche Lebensmittel; sie wirken entwässernd, z. B. Kartoffeln, Obst oder Gemüse.
- Ihre Kost sollte ausreichend Eiweiß aus tierischen Eiweißquellen wie Eiern, Fisch, Fleisch, fettarmen Milchprodukten und pflanzlichen Eiweißquellen wie Hülsenfrüchten, Getreide und Kartoffeln enthalten.
- Trinken Sie entwässernde Teemischungen aus Brennnesseln und Birkenblättern.
- Lagern Sie Ihre Beine hoch, wann immer es möglich ist.

Mögliche Maßnahme nach Rücksprache mit Ihrer Ärztin oder Ihrem Arzt

- Lymphdrainagen, Stützstrümpfe

Ernährungstherapie bei Völlegefühl und Blähungen

- Essen Sie mehrere kleine Mahlzeiten über den Tag verteilt.
- Essen Sie langsam und kauen Sie jeden Bissen gut.
- Meiden Sie das Schlucken von Luft sowie Lebensmittel, die Luft enthalten (z. B. Kohlensäure, Milchschaum).
- Ernähren Sie sich im Rahmen der „leichten Vollkost" (siehe Anhang, S. 204).
- Trinken Sie reichlich blähungslindernde Teesorten wie z. B. Fenchel-, Kamillenblüten-, Käsepappel-, Kümmel- oder Melissentee. Kümmel und Sternanis können auch als Gewürze die Verdauung unterstützen.
- Bei Völlegefühl und der dadurch entstehenden Appetitlosigkeit eignen sich folgende Teemischungen: Himbeerblätter, Pfefferminze, Pomeranze, Schafgarbe und Wermutkraut. Diese Teesorten können in der Apotheke im richtigen Verhältnis abgemischt werden.

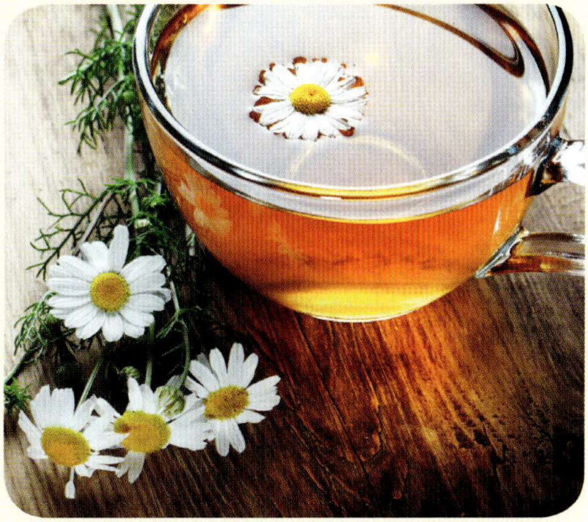

Mögliche Maßnahme nach Rücksprache mit Ihrer Ärztin oder Ihrem Arzt:

- Tropfen oder Tabletten, die Blähungen und Völlegefühl reduzieren.
- Probiotische Präparate, die den Aufbau einer guten Darmflora unterstützen können.

Weitere Tipps finden Sie im Kapitel „Blähungen" (S. 165).

Essen Sie mehr von diesen Lebensmitteln:

Milch, Milchprodukte, leicht verdauliche Obst- und Gemüsesorten, feinvermahlene Vollkornprodukte, fettarme Fleischsorten, stark verdünnte Fruchtsäfte, hochwertige Öle (Raps-, Walnuss-, Soja-, Leinsamenöl)

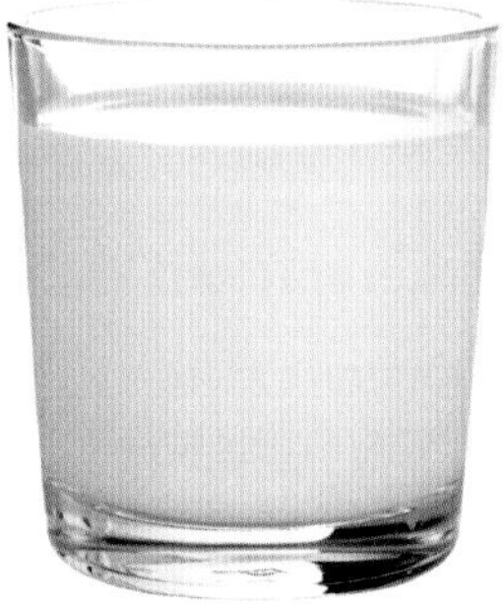

Fruchtiger Löffelkäse

Zutaten für 2 Portionen:

- 1 Becher Cottage Cheese (200 g)
- 3 Pfirsichhälften (aus der Dose)
- 1 EL flüssiger Honig

Cottage Cheese mit Honig vermischen. Pfirsichhälften abtropfen lassen, kleinwürfelig schneiden und unter den Frischkäse geben. Tipp: Das Rezept kann auch mit frischen Früchten, z. B. Beeren, Marillen/Aprikosen etc. zubereitet werden.

Top-Tipp

Sprechen Sie mit ernährungsmedizinisch geschulten Expertinnen oder Experten! Beschwerden in der Schwangerschaft bringen das Risiko einer unausgewogenen, einseitigen oder unzureichenden Ernährung mit sich. Dadurch kann die ausreichende Versorgung mit Energie, Vitaminen, Mineralstoffen, Elektrolyten, Schutzstoffen und Ballaststoffen für Mutter und Kind beeinträchtigt sein. Suchen Sie daher eine professionelle Ernährungsberatung in der Klinik, in der Sie entbinden werden, oder bei einer freiberuflichen Stelle auf.

Experten und Expertinnen finden Sie unter:

- www.diaetologen.at/de/portal/diaetologensuche/ (Österreich)
- www.vdd.de/hidden/diaetassistentensuche/ (Deutschland)

Stillzeit

Worum geht es?

Stillen mag wie die natürlichste Sache der Welt klingen, doch geht es am Beginn nicht immer ganz reibungslos vonstatten – auch Stillen muss gelernt sein. Da es aber nicht zu vergleichende Vorteile für Mutter und Kind bringt, sollte es jede frischgebackene Mutter auf alle Fälle versuchen. Das Stillen bringt gesundheitlich positive Effekte für Mutter und Baby und fördert die Mutter-Kind-Beziehung auf spezielle Weise. Die Weltgesundheitsorganisation (WHO) empfiehlt ausschließliches Stillen bis zum sechsten Lebensmonat und Stillen unter Einführung von Beikost bis zum ersten Lebensjahr bzw. darüber hinaus. Muttermilch ist zudem die ideale Ernährung für den Säugling, weil sie

- zu jeder Zeit und an jedem Ort verfügbar ist,
- die richtige Temperatur aufweist und hygienisch einwandfrei ist,
- leicht verdaulich ist und sich den besonderen Bedürfnissen des Babys während der Entwicklung anpasst,
- alle Nährstoffe in der richtigen Menge und Zusammensetzung enthält sowie
- positive Auswirkungen auf das Immunsystem des Babys hat.

Auch der Körper der Mutter bleibt vom Stillen nicht unbeeinflusst: Gewichtsreduktion bzw. -stabilisierung und die Rückbildung der Gebärmutter nach der Geburt werden begünstigt und das Brustkrebsrisiko reduziert. Stillen bietet aber auch langfristig Vorteile, indem das Risiko für atopische Dermatitis, Typ-I-Diabetes, Adipositas und andere Erkrankungen gesenkt wird.

Die richtige Ernährung für Mutter und Kind ist in der Stillzeit ebenso wichtig wie in der Schwangerschaft. Die Versorgung mit Energie und Nährstoffen der Mutter sowie das Wachstum und die optimale Entwicklung des Babys müssen gewährleistet werden. Daher bleiben die meisten Empfehlungen für eine gesunde Ernährung in der Schwangerschaft auch noch in der Stillzeit aufrecht. Im Kapitel „Essen für zwei“ (S. 34) finden Sie die österreichische Ernährungspyramide für Schwangere, die Ihnen die wichtigsten Grundregeln grafisch darstellt und an der Sie sich auch in der Stillzeit orientieren können. Daneben gibt es einige besondere Aspekte für die Ernährung in der Stillzeit, die Sie in diesem Kapitel finden.

Was ist wichtig?

Damit Muttermilch die optimale Ernährung für das Baby sein kann, sollte sich die Mutter nährstoffreich und ausgewogen ernähren; zusätzlich wirken Vitaminpräparate ergänzend. Das mütterliche Ernährungsverhalten kann sogar den Anteil mancher Nährstoffe in der Muttermilch beeinflussen. Vor allem Vitamin D und einige wasserlösliche Vitamine (z. B. B-Vitamine) sowie Omega-3-Fettsäuren können infolge der Kost der Mutter variieren. Auch im Sinne der Gesundheit der Mutter und um späteren Mangelsituationen (z. B. Osteoporose) vorzubeugen, ist eine gesunde Ernährung wichtig. Durch die neue Herausforderung und geänderte Lebenssituation ist es nicht immer einfach für die stillende Mutter, sich selbst ein ausgewogenes Essen zusammenzustellen. Viele Frauen vergessen zu essen oder haben schlichtweg einfach keine Zeit dazu. Eine Gewichtsabnahme während der ersten Monate nach der Geburt ist normal. Allerdings sollte eine zu rasche Gewichtsreduktion vermieden werden, da sonst mögliche Schadstoffe aus dem Fettgewebe mobilisiert werden und über die Muttermilch in den Organismus des Kindes übergehen. Diäten werden daher nicht empfohlen. Allerdings sollte die Stillzeit dazu genutzt werden, um das in der Schwangerschaft aufgebaute Gewicht wieder langsam und natürlich zu reduzieren. Junk food und viele Süßigkeiten sind hierbei kontraproduktiv.

In der Stillzeit erhöht sich der **Energiebedarf** stärker als in der Schwangerschaft:

Bis einschließlich 4. Monat volles Stillen	+ ca. 600 kcal/Tag **Beispiele für diese Kalorienmenge:** 1 Vollkornbrötchen mit 10 g Halbfettbutter und 2 Scheiben Gouda, Tomate und Paprika, 1 Naturjoghurt + 1 Nektarine, ein Glas Apfelsaft, 1 : 2 mit Wasser verdünnt ODER 1 Glas Kakao, 1 Scheibe Mischbrot mit vegetarischem Aufstrich und Gurke, 20 g Nüsse, 1 Schüssel (200 g) Erdbeeren
Weiterhin volles Stillen nach dem 4. Monat	+ ca. 500 kcal/Tag **Beispiel für diese Kalorienmenge:** 1 Vollkornbrötchen mit 10 g Butter, 2 Scheiben Schinken und Tomate, 1 Banane, 20 g Nüsse ODER 1 Grahambrötchen mit 2 Scheiben Edamer und Paprika, 1 Esslöffel Mandeln, 1 Glas Buttermilch, 1 Birne
Nur teilweise Stillen nach dem 4. Monat	+ ca. 300 kcal/Tag **Beispiel für diese Kalorienmenge:** 1 Scheibe Vollkornbrot mit 2 Scheiben Tilsiter und Tomate ODER 1 Glas Buttermilch, 1 Schüssel (250 g) Heidelbeeren, 1 Esslöffel Walnüsse

Der **Nährstoffbedarf** ist v. a. in Bezug auf **Eiweiß, Vitamine** und **Mineralstoffe erhöht**.

Insbesondere die Empfehlungen für die Vitamin- und Mineralstoffzufuhr sind in der Stillzeit höher als in der Schwangerschaft. Auch Omega-3-Fettsäuren haben in dieser speziellen Zeit einen besonderen Stellenwert.

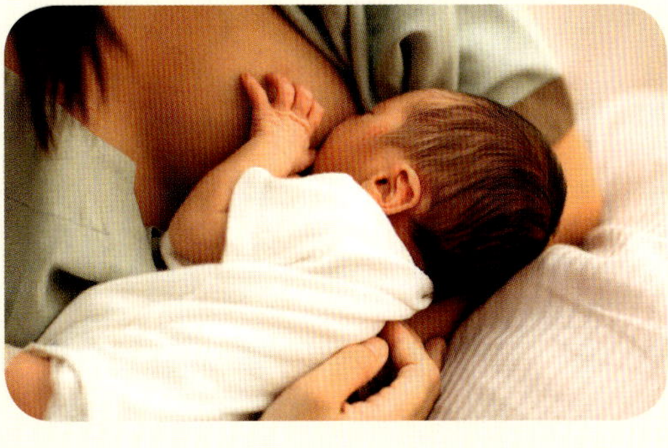

Was können Sie tun?

- Nehmen Sie häufig kleine und regelmäßige Mahlzeiten ein. Wenn Sie nicht selbst zum Einkaufen oder Kochen kommen, bitten Sie Freunde, Verwandte und Bekannte um Unterstützung.
- Halten Sie stets einen Vorrat an mehr oder weniger fertigen Speisen in Kühlschrank und Tiefkühler bereit – damit Sie keine Mahlzeit auslassen müssen.
- Keine Vorräte und keine Hilfe in Sicht? Lassen Sie sich einmal etwas liefern!
- Nutzen Sie die Zeit während des Stillens, um eine kleine Zwischenmahlzeit wie z.B. Obst, Nüsse, Milchprodukte oder ein kalorienarmes bzw. -freies Getränk zu konsumieren. **Tipp:** Bereiten Sie sich für die „Stillpause" eine Mahlzeit essfertig zu.
- Halten Sie neben Ihrem gewohnten Stillplatz stets ein geeignetes Getränk bereit. Trinken Sie pro Tag zwei bis drei Liter Leitungswasser, mineralstoffreiches Mineralwasser, ungesüßte Früchte- und Kräutertees oder stark verdünnte 100%ige Obst- und Gemüsesäfte. Eine ausreichende Flüssigkeitszufuhr regt auch den Milchfluss an. Ideal sind Stilltees (Mischungen aus Anis, Fenchel, Kümmel, Melisse, Hopfen und Bockshornklee). Verzichten Sie dabei auf Pfefferminz- und Salbeitee – sie können die Milchproduktion verringern.
- Koffeinhaltige Getränke sind in Maßen (maximal zwei Tassen Kaffee oder vier Tassen Schwarz- oder Grüntee) erlaubt. Trinken Sie Kaffee am besten direkt nach dem Stillen – bis zur nächsten Stillmahlzeit ist das Koffein in der Muttermilch zu großen Teilen schon wieder abgebaut.

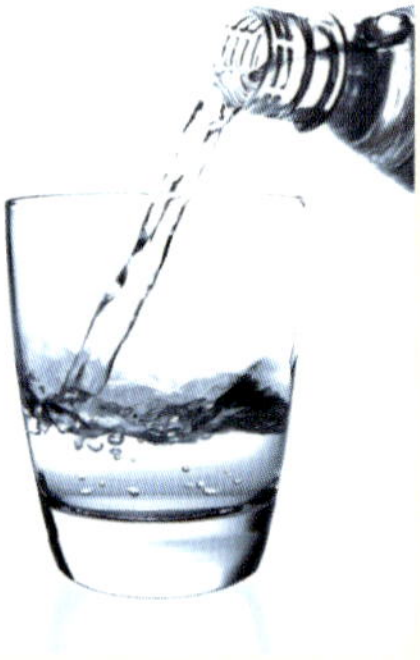

- Verzichten Sie gänzlich auf Alkohol und Nikotin; diese Giftstoffe werden durch die Muttermilch ans Kind weitergegeben.
- Auch wenn Sie nach der Geburt schnell wieder Ihr Ausgangsgewicht erreichen möchten – verzichten Sie auf alle Diäten. Die Stillzeit ist keine geeignete Zeit für eine Abmagerungskur. Beim

Abbau vom Fettgewebe werden die dadurch freigesetzten Schadstoffe direkt in die Muttermilch weitergeleitet.

- Es halten sich viele Mythen über die Ernährung in der Stillzeit; nicht alle sind begründet (siehe die folgende Tabelle):

Frage	Hintergrund	Fazit
Verursachen Kraut- und Kohlgemüse wirklich Blähungen beim Säugling?	- Blähungen treten in den ersten Monaten häufig auf und haben vielfältige Ursachen. - Ein Zusammenhang zwischen Blähungen und dem Konsum von bestimmten Lebensmitteln wird von manchen Müttern beschrieben, wobei dieser Zusammenhang ernährungswissenschaftlich nicht bewiesen ist.	- „Kasteien" Sie sich nicht; die Abwechslung und Ausgewogenheit in Ihrer Ernährung sollte im Vordergrund stehen. Testen Sie die Verträglichkeit von „verdächtigen" Lebensmitteln aus, indem Sie diese zuerst 24 Stunden lang meiden und dann die Reaktion Ihres Kindes beobachten. - Anis-, Fenchel- oder Kümmeltee, den die Mutter trinkt, kann Linderung verschaffen (blähungswidrige Stoffe gehen in die Muttermilch über). Aber Achtung: Bitte nicht mehr als 2 bis 3 Tassen täglich trinken, die Stoffe können sonst den unreifen Darm des Babys reizen und erst recht zu Koliken führen!
Verursachen Zitrusfrüchte wunde Stellen am Babypo?	- Kein wissenschaftlicher Zusammenhang belegt.	- Meiden Sie Zitrusfrüchte für ein paar Tage, bis der Po nicht mehr wund ist, und beobachten Sie, ob Hautreaktionen nach einem erneuten Verzehr von maximal einem Stück wieder auftreten. Greifen Sie im Sommer lieber zu anderen Früchten, die gerade Saison haben.

Soll ich immer noch auf rohe tierische Lebensmittel (wie z. B. Sushi, Beef Tartar, Rohwürste, weiche Eier etc.) verzichten?	➸ Lebensmittelbedingte Infektionen könnten über die Muttermilch an den Säugling weitergegeben werden. ➸ Rohe tierische Lebensmittel können prinzipiell häufig zu Infektionskrankheiten führen, die in der Schwangerschaft und Stillzeit (wegen der geänderten Immunlage) öfter und heftiger auftreten können. ➸ Es besteht eine erhöhte Ansteckungsgefahr durch den ständigen direkten Kontakt zwischen Mutter und Kind.	➸ Wer besondere Vorsicht walten lassen will, vermeidet rohen Fisch, rohe Meeresfrüchte, rohes Fleisch und Geflügel, Rohmilch und Speisen, die rohe Eier enthalten, bis zum Ende der Stillzeit.
Fördern kohlensäurehaltige alkoholische Getränke wie z. B. Sekt oder Bier meine Milchbildung?	➸ Die Milchbildung kann durch Alkoholgenuss längerfristig sogar reduziert werden. ➸ Alkohol geht in die Muttermilch über und sollte daher nicht getrunken werden. ➸ Milchfördernde Lebensmittel sind in der Ernährungswissenschaft nicht belegt, wohl aber in der Volkskunde.	➸ Häufiges Anlegen des Babys fördert die Milchbildung am besten. ➸ Trinken Sie ca. 3 l kalorienarme Getränke täglich. ➸ Mandeln und Nüssen wird generell eine milchbildende Wirkung nachgesagt, sie enthalten auch wertvolle Fettsäuren. Sie können etwa 20 g täglich davon knabbern. ➸ Die B-Vitamine sind für die Milchbildung essenziell. Gute Lieferanten sind Vollkorngetreideprodukte (z. B. feinvermahlenes Vollkornbrot, Haferflocken) oder Hefeaufstriche.

Topfen/Quark bei Milchstau – wie mach ich das?	➸ Topfen/Quark hat – äußerlich angewandt – einen kühlenden Effekt auf das betroffene Hautareal.	➸ Verwenden Sie eine Packung Topfen/Quark (250 g) pro Brust bzw. pro Wickel. Streichen Sie den Topfen gut gekühlt direkt auf die betroffene Brust, decken Sie die Stelle mit einem Baumwollwickel ab und lassen Sie dies zwei bis drei Stunden einwirken, bis die kühlende Wirkung vergangen ist. Wiederholen Sie die Anwendung nach Bedarf.
Hilft Pfefferminz- oder Salbeitee beim Abstillen?	➸ Pfefferminz-, Salbei- oder Petersilientee werden häufig zum Verringern der Milchmenge empfohlen. ➸ Hebammen haben schon jahrhundertelang gute Erfahrungen mit diesen Kräutern gemacht.	➸ Überbrühen Sie 3 x täglich einen Teelöffel Salbeiblätter mit 150 ml kochendem Wasser und lassen Sie den Tee 10 Minuten ziehen. Nach dem Abkühlen schluckweise trinken. ➸ Reduzieren Sie Ihre Trinkmenge leicht. ➸ Probieren Sie Ihre alten BHs wieder an. Straff sitzende Wäsche unterstützt das Abstillen.

Essen Sie mehr von diesen Lebensmitteln:

Milch, Milchprodukte, Eier, Gemüse, Obst, Nüsse, feinvermahlene Vollkornprodukte, mineralstoffreiches Wasser

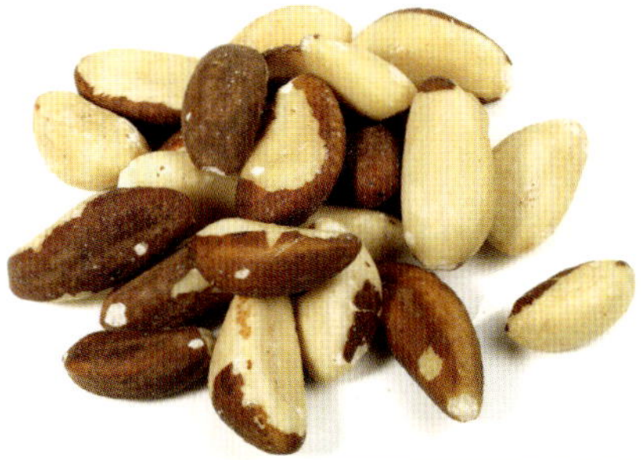

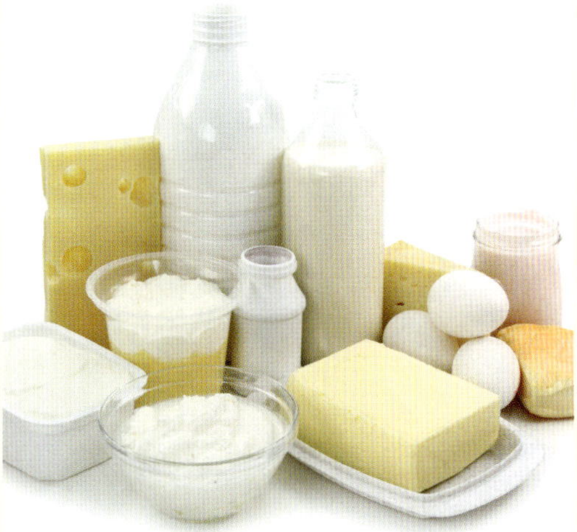

Saibling auf Fenchel-Kartoffel-Gemüse

Zutaten für 4 Portionen:

4 Saiblingfilets (ca. 500 g)
2 Fenchelknollen
4 Karotten
4 große Kartoffeln
2 Orangen
1 EL Fenchelsamen
500 ml Karottensaft
2 EL Honig
4 EL Crème fraîche
1 Lorbeerblatt
Salz, Pfeffer
1 EL Sherryessig
1 EL Kräuter, gehackt

Orangen auspressen. Fenchel putzen, Karotten und Kartoffeln schälen und alles in gleich große Stücke schneiden. Karottensaft mit Honig, Fenchelsamen und Lorbeerblatt aufkochen und das Gemüse darin zugedeckt ca. 15 Minuten kochen. Den Fisch waschen, trockentupfen, dann salzen und mit Orangensaft beträufeln. Mit dem restlichen Saft zum Gemüse geben und weitere 5 Minuten garen. Danach den Fisch herausnehmen und Crème fraîche in die Sauce einrühren. Mit Salz, Pfeffer und Essig abschmecken. Den Fisch wieder hineingeben und mit Kräutern bestreut servieren.

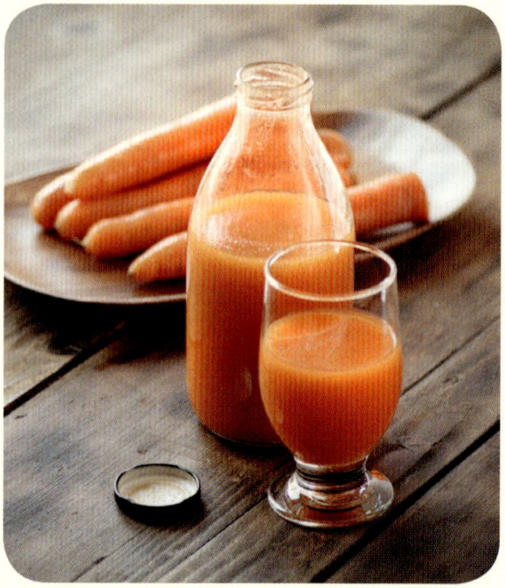

Top-Tipp

Wenn sich die Mutter in Schwangerschaft und Stillzeit gesund ernährt, kann dies positive Effekte auf das spätere Ernährungsverhalten des Babys haben. Dieses Phänomen wird Geschmacksprägung genannt. Es ist darauf zurückzuführen, dass sich Geruch und Geschmack der Muttermilch ändern, je nachdem, was die Mutter verzehrt. Die Geschmacksstoffe, die die Kinder aus der Stillzeit kennen, werden später bevorzugt. Trinkt die Mutter z. B. Karottensaft, bevorzugt das Kind diesen Geschmack bei Breien.

Im Internet

Weitere Informationen rund um das Thema Schwangerschaft und Stillzeit können Sie über eine kostenlose App beziehen: www.vielgesundheit.at/apps/familiengesundheit.html

Unter www.familiengesundheit.at finden Sie ebenfalls nützliche Tipps zu diesem Thema.

Quellen

AGES – Österreichische Agentur für Gesundheit und Ernährungssicherheit (Hg.): Schwangerschaft – Infektionen durch Nahrungsmittel. Infofolder. [WWW]: http://www.ages.at/ages/ueber-uns/oeffentliche-gesundheit/folder-und-broschueren/schwangerschaft-infektionen-durch-nahrungsmittel/ (21.07.2013)

Bayer Group: Schwangerschaft: Sodbrennen in der Schwangerschaft: Was hilft. [WWW]: http://www.rennie.de/de/rennie-in-der-schwangerschaft/ (26.07.2013)

Breitenfelder, A./Petek, A.: Ernährung bei Kinderwunsch. [WWW]: http://www.hebamme.cc/ernahrung-bei-kinderwunsch/ (26.07.2013)

Bubenzer, R. H.: Heilerde in der Hausapotheke. [WWW]: http://www.sodbrennen-welt.de/gastro/200611-Heilerde-seit-Jahrtausenden-bei-Sodbrennen-wirksam.htm (24. 11. 2013)

Bubenzer, R. H.: Schnelle Kartoffelhilfe bei Sodbrennen. [WWW]: http://www.sodbrennen-welt.de/gastro/200610-Schnelle-Kartoffel-Hilfe-bei-Sodbrennen.htm (24. 11. 2013)

Bundesministerium für Gesundheit: Die österreichische Ernährungspyramide für Schwangere. Infofolder. [WWW]: http://bmg.gv.at/home/Schwerpunkte/Ernaehrung/Empfehlungen/Die_oesterreichische_Ernaehrungspyramide_fuer_Schwangere (20.07.2013)

Bundesministerium für Gesundheit: Projekt: Richtig Essen von Anfang an. [WWW]: http://www.richtigessenvonanfangan.at/ (21.07.2013)

Ernährungsmedizinischer Dienst der KA-Rudolfstiftung (2012): Ernährung bei Schwangerschaftsbeschwerden. Broschüre. KA-Rudolfstiftung. Wien, o.S.

Fill, S. et al. (2007): Management der gastroösophagealen Refluxkrankheit (GERD) in der Schwangerschaft. Zeitschrift für Geburtshilfe und Neonatologie 211 (6), S. 215–223.

Hanreich, I. (2006): Essen und Trinken – Kinderwunsch, Schwangerschaft und Stillzeit. Wien: Hanreich-Verlag.

Hechtberger, A. (2009): Ernährung und Fertilität österreichischer Frauen: Betrachtung der Verzehrgewohnheiten österreichischer Frauen hinsichtlich kritischer Nährstoffe für die Empfängnisbereitschaft. Wien: Akademie für den Diätdienst und ernährungsmedizinischen Beratungsdienst am AKH Wien.

Leitzmann, C. et al. (2009): Ernährung in der Schwangerschaft. In: Leitzmann, C. et al.: Ernährung in Prävention und Therapie. Stuttgart: Hippokrates-Verlag, S. 169–177.

Matuszewski, A./Lütje, W. (2005): Ist die Hyperemesis gravidarum eine depressive Erkrankung? Zentralblatt für Gynäkologie 127, Kurzpräsentation Nr. 12.

Mayr, C./Ertl, M.: Ernährungstipps bei Schwangerschaftsbeschwerden. [WWW]: http://www.hebamme.cc/ernahrungstipps-bei-schwangerschaftsbeschwerden/ (26.07.2013)

Procter & Gamble Deutschland: Sport während der Schwangerschaft. [WWW]: http://www.pampers.de/sport-wahrend-der-schwangerschaft (20.07.2013)

Schlögel, R./Kiefer, I.: Richtige Ernährung von Anfang an. Teil 1: Schwangerschaft und Stillzeit. Broschüre. [WWW]: http://www.ages.at/ages/ernaehrungssicherheit/ernaehrung-praevention/ernaehrungsbroschueren/richtige-ernaehrung-von-anfang-an-schwangerschaft-stillzeit/ (21.07.2013)

Struck, D. (2006): Sodbrennen in der Schwangerschaft – ein Fall für Kartoffelsaft. Ernährung & Medizin 21 (3), S. 118–119.

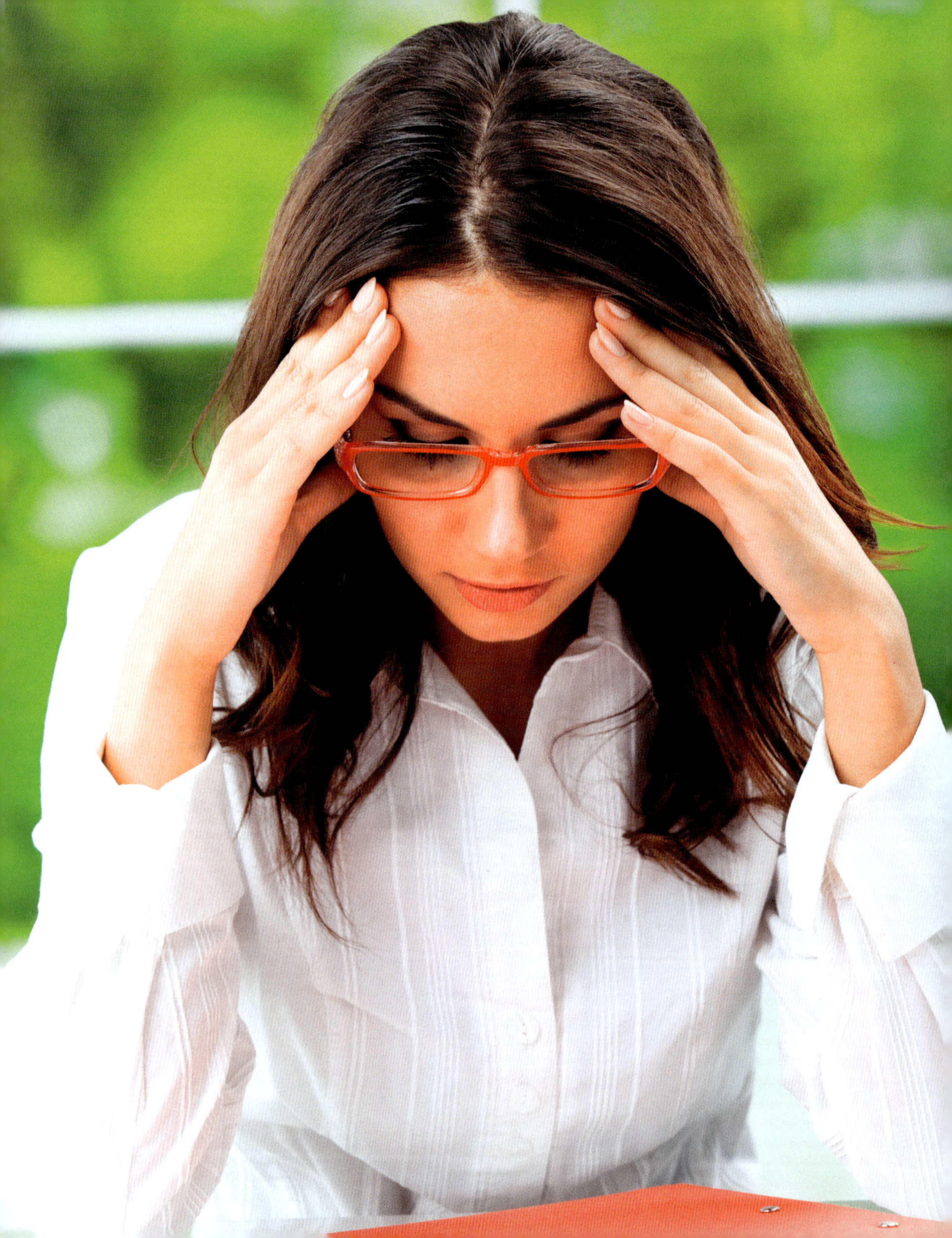

Zeiten der Veränderung

Stress und Leistungseinbrüche

Worum geht es?

Stress ist in der heutigen Zeit ein Bestandteil unseres Alltags; v. a. der Zeitmangel und Leistungsforderungen sorgen für Druck. Für unseren Körper bedeutet Stress zunächst alles, was den derzeitigen Status verändert. Ein gewisses Ausmaß an Stress ist gut für Motivation und Konzentration. Bei mangelnden Erholungszeiten oder belastendem negativem Stress wie dem Tod eines nahen Angehörigen oder Konfliktsituationen kann Stress aber dauerhaften Schaden am Körper verursachen. Frauen sind nach wie vor mit Beruf, Haushalt und Kindern häufig doppelt oder dreifach belastet, was in unvorhergesehenen Situationen auch schnell zur Überbelastung führen kann. Es ist bekannt, dass aufgrund der Stoffwechsellage in Stress-Situationen Essgewohnheiten und Auswahl der Lebensmittel verändert sind.

Neben diesem für uns „offensichtlichen" Stress gibt es eine Vielzahl an Umwelteinflüssen, die in unserem Körper zum sogenannten „oxidativen Stress" führen. Zigarettenrauch, UV-Strahlen, Abgase oder Medikamente können bei mangelnden Entgiftungsreaktionen des Körpers an diversen Krankheiten wie Arteriosklerose, Krebs, an der Infekthäufigkeit sowie an rheumatischen oder neurodegenerativen Erkrankungen mitbeteiligt sein.

Was ist wichtig?

Die Einwirkung von psychischem oder physischem Stress führt zu Adrenalinausschüttung in unserem Körper; das Blut wird vom Verdauungstrakt hin zu Gehirn, Muskeln und Herz geleitet. Dies ist eine menschheitsgeschichtlich gesehen sinnvolle Reaktion des Körpers – in der Steinzeit war Stress meist mit körperlicher Gefahr verbunden. Ihr wurde nicht mit Essen, sondern durch körperliche Anstrengung (also durch Flucht) begegnet. Aus diesem Grund können heute noch einige Menschen unter Stresseinwirkung nichts essen oder verspüren sogar Übelkeit. Aufgrund von Diäten und dem modernen Essverhalten haben viele Menschen, v. a. Frauen, gelernt, ihre Hungersignale zu überwinden. Sie neigen dann bei Stress zu erhöhtem Appetit bzw. zu richtigen Fressattacken und greifen vermehrt zu fett- und zuckerreichen Lebensmitteln wie Schokolade, Kuchen, Knabbergebäck etc. Ein ständig erhöhter Spiegel des Stresshormons Cortisol begünstigt in der Folge die Zunahme des Fettgewebes im Bauchbereich mit den dazugehörigen Stoffwechselstörungen.

Daher ist es wichtig, kalorienarme, aber nährstoffreiche Lebensmittel in den Speiseplan zu integrieren, damit auch bei großen Essgelüsten nicht zu viele Kalorien aufgenommen werden. Eine gesunde Ernährung kann Ihnen dabei helfen, Stress besser zu bewältigen – oft sind es nur Kleinigkeiten, die viel bewirken können. Besonders Lebensmittel, die reich sind an komplexen Kohlenhydraten, an Antioxidanzien, B-Vitaminen, Vitamin C, Vitamin E und Magnesium eignen sich als Nervennahrung.

Dauerhafter Stress ist ungesund und kann irreversible Folgen haben! Achten Sie daher auf Zeit für sich selbst und schaffen Sie sich körperlichen und seelischen Ausgleich durch Bewegung, Entspannungsübungen und Sozialkontakte.

Was können Sie tun?

- Finden Sie Ihren eigenen Essensrhythmus und essen Sie drei größere oder fünf kleinere Portionen täglich. Lassen Sie, wenn möglich, keine Mahlzeit Ihres individuellen Essensplans aus. Planen Sie vor und nehmen Sie sich für Notfälle kleine Snacks wie Nüsse mit Buttermilch, Müsli mit Joghurt oder Vollkornbrot mit Käse und Gurke mit.

- Essen Sie zu jeder Mahlzeit Kohlenhydrate, die den Blutzucker langsam steigern, wie Gemüse, Hülsenfrüchte und Vollkornprodukte.
- Magnesium wirkt beruhigend, entkrampfend und entspannend. Werten Sie daher Ihr Abendessen mit Nüssen, Sesamsamen, Kürbis- oder Sonnenblumenkernen auf. Gute Magnesiumquellen sind auch Bananen, Vollkornbrot, Kakao, Trockenfrüchte oder magnesiumhaltige Mineralwassersorten.
- Die B-Vitamine, allen voran das Riboflavin, sind wahre Antistress-Vitamine und gut für die Gehirnleistung. Für eine gute Versorgung mit allen Vitaminen der B-Gruppe achten Sie auf:
  - drei Portionen Milch und Milchprodukte täglich (zwei Portionen Joghurt, Milch, Buttermilch, Sauermilch, Topfen/Quark oder Frischkäse und eine Portion Schnitt- oder Hartkäse);
  - täglich drei Portionen Gemüse – kaufen Sie wieder einmal Feld-/Vogerlsalat, grünes Blattgemüse, grüne Bohnen, Kartoffeln, Kohl, Linsen, Sojabohnen und Weizenkeime;
  - Vollkorngetreide (Naturreis, Basmatireis, Vollkorncouscous, Vollkornnudeln, Dinkelreis, Hirse, Quinoa, Amarant, Vollkornbrot, Vollkornmehlprodukte);
  - zwei bis drei Portionen mageres Fleisch (à 120 g) wöchentlich;
  - zwei bis drei Eier pro Woche (auch in verkochter Form).
- Omega-3-Fettsäuren sind wichtig für Gehirn und Nervenzellen. Essen Sie einmal wöchentlich einen fettreichen Meeresfisch (Hering, Makrele, Lachs, Sardine). Wenn Sie keinen Fisch mögen, greifen Sie zu wertvollen pflanzlichen Ölen wie Rapsöl, Sojaöl, Leinöl oder Walnussöl.
- Coenzym Q_{10} ist Kraftstoff für unsere Zellen, erhöht die Leistungsfähigkeit und verkürzt die Regenerationsphasen. Melanzani/Auberginen, Brokkoli, Chinakohl, Karotten, Kopfsalat, Paprika und Spinat sind besonders reich an diesen Ubichinonen.

- Sorgen Sie mithilfe von Antioxidantien gegen oxidativen Zellstress!
  - Beta-Carotin: in Süßkartoffeln, Karotten, Kürbis, Marillen/Aprikosen, Pfirsichen, Spinat, Mangold, Blattsalaten, Tomaten;
  - Vitamin C: in Paprikaschoten, Zitrusfrüchten, Beerenobst, Ananas, Kohlrabi, Brokkoli, Kartoffeln;
  - Vitamin E: in Weizenkeimöl, Vollkorngetreide, Nüssen und Samen;
  - Selen: in Hirse, Hafer, Fisch, Geflügel, Steinpilzen, Paranüssen, Eiern;
  - Flavonoide wie Quercetin oder Anthocyane: in Zwiebeln, Tomaten, Brokkoli, Marillen/Aprikosen, Weintrauben, Heidelbeeren, Melanzani/Auberginen, Himbeeren, Kirschen, Erdbeeren.
- Trinken Sie eineinhalb bis zwei Liter zuckerfreie Getränke täglich, am besten Wasser oder ungezuckerte Kräutertees.
- Ginseng stärkt und kräftigt bei Müdigkeit, Schwäche, Konzentrationsmangel und Leistungseinbruch. Trinken Sie in stressreichen Zeiten täglich drei Tassen zu je einem Teelöffel loser Ginsengwurzel (mit 150 ml kochendem Wasser überbrühen und zehn Minuten ziehen lassen).
- Kaffee und Schwarztee sind reich an Gerbstoffen und reizen daher die Magenschleimhaut, was wiederum innerlichen Stress für den Körper bedeuten kann. Versuchen Sie stattdessen einen Tee aus Mateblättern. Sie sind koffeinhaltig und wirken stimulierend bei geistiger und körperlicher Ermüdung. Überbrühen Sie zwei Teelöffel Blätter mit 200 ml kochendem Wasser und lassen sie diese fünf bis zehn Minuten ziehen. Sie können Matetee anstelle von Kaffee, Schwarz- oder Grüntee trinken – maximal zwei Tassen täglich.
- Kauen Sie bei Stress zuckerfreien Kaugummi – die Kaubewegungen entspannen genauso gut wie das Kauen von echten Lebensmitteln.

Essen Sie mehr von diesen Lebensmitteln:

Milchprodukte	Magermilch, Buttermilch, fettarmes Joghurt Cottage Cheese, Topfen/Quark bis zu 10 % F. i. T., Kakao Parmesan, Emmentaler
Sojaprodukte	Sojamilch, Sojajoghurt, Sojapudding, Tofu
Getreide	Hafer, Haferflocken, Dinkel (als Grieß oder Brot) Ungezuckertes Müsli/Getreidebrei Weizenkeime
Nüsse, Samen	Walnüsse, Paranüsse, Cashewnüsse, Pistazien, Mandeln Kürbiskerne, Sonnenblumenkerne, Sesam
Obst	Datteln, Feigen (auch getrocknet) Bananen, Marillen/Aprikosen Blaues Beerenobst (z. B. Heidelbeeren, Brombeeren)
Gemüse	Spinat, Mangold Rote und gelbe Paprikaschoten Hülsenfrüchte (Linsen, Bohnen, Erbsen, Soja) Rote Rüben
Fleisch	Kalbfleisch Hühnerfleisch
Fisch	Lachs Makrele Hering Saibling
Getränke	Früchte- und Kräutertee (insbes. Kamillen- und Melissentee) Magnesiumreiches Mineralwasser (z. B.: Long Life®, San Pellegrino®, Johannis Brunnen®, Juvina®, Montes®, Radenska®, Römerquelle®) Rote-Rüben-Saft, Karottensaft

Beerenmüsli mit Amarant

Zutaten für 2 Portionen:

- 50 g Amarant
- 200 g gemischte frische Beeren (z. B. rote Ribisel/Johannisbeeren, Erdbeeren, Heidelbeeren, Himbeeren ...)
- 300 g Joghurt (1 %)
- 1 TL Akazienhonig bzw. Süßstoff
- 1 EL Sonnenblumenkerne

Den Amarant mit etwa ¼ l lauwarmem Wasser in einem kleinen Topf zum Kochen bringen und bei geringer Hitze ca. 35 Minuten weich garen. Abgießen, eiskalt abschrecken und gut abtropfen lassen. In der Zwischenzeit die Beeren verlesen, unter kaltem Wasser abbrausen und abtropfen lassen. Das Joghurt mit Honig bzw. Süßstoff verrühren. Die gemischten Beeren vorsichtig unterheben.

Die Sonnenblumenkerne in einer beschichteten Pfanne ohne Fett so lange rösten, bis sie angenehm nach Nüssen duften. Abkühlen lassen. Zum Schluss den gekochten Amarant unter das Beerenjoghurt rühren und in Schüsseln füllen. Mit Sonnenblumenkernen bestreuen und servieren. Das Müsli kann schon am Vorabend zubereitet werden.

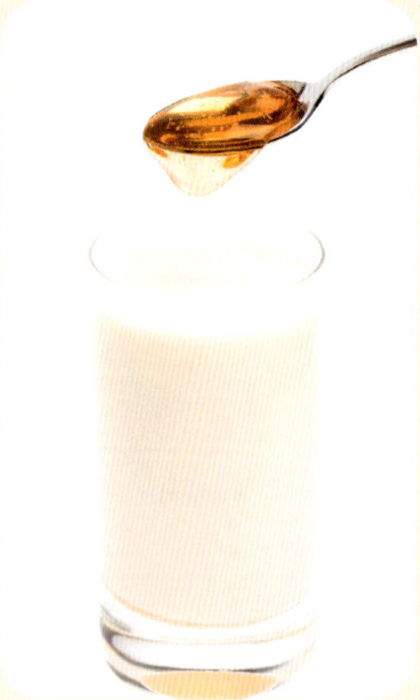

Top-Tipp

Trinken Sie abends nach einem stressreichen Tag zum Herunterkommen und zur Entspannung eine Tasse Tee aus Hopfenblüten oder warme Milch mit Honig. Diese wirken beruhigend und schlaffördernd.

Abwehrschwäche und Infekte

Worum geht es?

Einseitige Ernährung, Stress, psychische und physische Belastung, Schlafmangel sowie Medikamente schwächen den Körper und seine Immunabwehr. In Zeiten mit erhöhter Ansteckungsgefahr kann es daher zu häufigen Infekten mit Beschwerden wie Schnupfen, Husten, Halsschmerzen, Heiserkeit, Ohrenschmerzen, Abgeschlagenheit, Fieber, Kopf- und Gliederschmerzen kommen.

Was ist wichtig?

Eine gesunde Lebensführung hilft Ihnen dabei, gesund und fit zu bleiben und Ihr Immunsystem abwehrstark zu halten. Dazu gehören eine gesunde Ernährung (siehe Anhang, S. 201), regelmäßige Bewegung und Sport sowie ausreichend Schlaf. In Zeiten größerer Belastung können Sie mit bestimmten Lebensmittelinhaltsstoffen und Hausmitteln die Immunabwehr des Körpers noch zusätzlich unterstützen.

Was können Sie tun?

- Wenn Ihre Abwehr auf Hochtouren gegen Viren kämpft, nehmen Sie nur leichte Kost zu sich (siehe Anhang, S. 204). So wird Ihr Körper nicht noch zusätzlich mit schwerverdaulichen Speisen belastet.
- Trinken Sie mindestens zwei bis drei Liter täglich, um schleimige Sekrete zu verdünnen und den Flüssigkeitsverlust durch Fieber und Schwitzen wieder auszugleichen. Am besten eignet sich Kräutertee. Sie können ihn mit etwas Honig süßen; dem Honig werden antibakterielle Eigenschaften zugeschrieben. Auch zwei Tassen grüner Tee täglich können Ihr Immunsystem stärken.

- Bei hohem Fieber und starkem Schwitzen eignen sich v. a. gesalzene Suppen mit Suppengemüse, Kräutern, Zwiebeln, Lauch und magerem Fleisch als Kost. Auch isotone Getränke, die den starken Flüssigkeitsverlust ideal ausgleichen können, haben sich in der Ernährungstherapie bewährt (Rezepte siehe Anhang, S. 205–207).
- Scharfe Gewürze wie Chilipulver, Ingwer, Pfeffer, Curry, Wasabi oder Senfkörner können Verschleimungen in der Nase und in den Nebenhöhlen lösen. Wenden Sie diese Gewürze aber nicht bei Halsschmerzen an!
- Die ätherischen Öle aus Knoblauch, Lauch, Pfefferminze, Radieschen, Rettich, Zwiebeln oder Kren/Meerrettich wirken auch innerlich antibakteriell, antiviral und pilzabtötend.

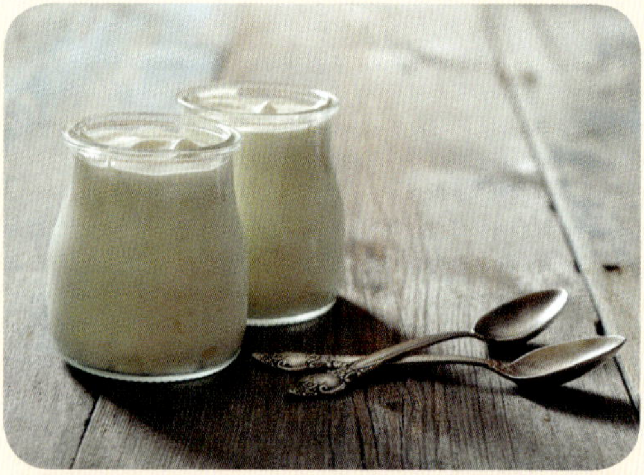

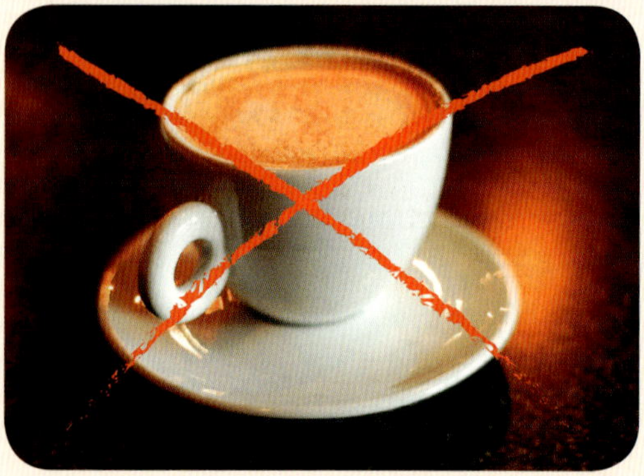

- Ihr Körper benötigt nun viel Vitamin C für die Produktion weißer Blutkörperchen! Da Vitamin C hitzeempfindlich ist, sollten Sie es in Form von frischem Obst aus Zitrusfrüchten, Granatäpfeln, Melonen, Kiwi oder Beerenfrüchten essen. Auch Fruchtsäfte sind möglich.
- Wenn Sie Medikamente einnehmen müssen, die die Darmflora beeinträchtigen (Schmerzmittel, Antibiotika), essen Sie täglich ein bis zwei Sauermilchprodukte (Joghurt, Buttermilch, Sauermilch, Acidophilusmilch, Kefir) für die Dauer der Einnahme oder greifen Sie zusätzlich zu Probiotika aus der Apotheke.
- Genussmittel wie Alkohol, Kaffee und Nikotin schwächen Ihren Körper und sollten für die Dauer der Erkrankung nicht konsumiert werden.

Verwenden Sie diese Heilmittel

Beschwerden	Heilmittel	Maßnahme
Halsschmerzen	Granatapfel	Trinken Sie 1 l Granatapfelsaft in kleinen Schlucken über den Tag verteilt.
	Heidelbeeren	6 TL getrocknete Heidelbeeren mit 500 ml Wasser zum Kochen bringen, 10 Minuten ziehen lassen und über den Tag verteilt trinken. Achtung: Wirkt bei längerer Anwendung stopfend!
	Kamillenblüten	1 EL Kamillenblüten mit 500 ml kochendem Wasser in eine Schale gießen, 15 Minuten lang inhalieren. Den Kopf mit einem Tuch bedecken, damit der Dampf nicht entweichen kann!
	Malvenblätter	4 TL Malvenblätter mit 300 ml heißem Wasser übergießen, 10 Minuten ziehen lassen und morgens und abends trinken.
	Gewürznelken	Kochen Sie ein Früchtekompott mit 10 Gewürznelken.
	Salbei	6 TL Salbeiblätter in 300 ml heißes Wasser geben, 10 Minuten ziehen und abkühlen lassen; 3 x tgl. 30 Sekunden gurgeln.
	Salz	1 TL Salz in 150 ml lauwarmem Wasser auflösen, 3 x tgl. 30 Sekunden gurgeln.
	Spitzwegerich	4 TL loses Spitzwegerichkraut mit 500 ml heißem Wasser übergießen, 10 Minuten ziehen lassen und über den Tag verteilt trinken.
Husten und Bronchitis	Anis	1 TL Anissamen im Mörser zerstoßen, mit 500 ml kochendem Wasser in eine Schale gießen, 15 Minuten lang inhalieren. Den Kopf mit einem Tuch bedecken, damit der Dampf nicht entweichen kann!
	Eibischwurzel	4 TL lose Eibischwurzeln in 600 ml kaltem Wasser ansetzen, 2 Stunden ziehen lassen; dabei häufig rühren und über den Tag verteilt trinken.

	Pfefferminze	5 TL Pfefferminzblätter mit 500 ml heißem Wasser übergießen, 10 Minuten ziehen lassen und über den Tag verteilt trinken.
	Primel	3 TL Primelblüten mit 500 ml heißem Wasser übergießen, 10 Minuten ziehen lassen und über den Tag verteilt trinken.
	Sonnentau	7 TL Sonnentaukraut mit 500 ml heißem Wasser übergießen, 10 Minuten ziehen lassen und über den Tag verteilt trinken.
	Thymian	7 TL Thymiankraut mit 750 ml heißem Wasser übergießen, 10 Minuten ziehen lassen und über den Tag verteilt trinken.
Schnupfen und Nebenhöhlenentzündung	Fenchel	Frische Fenchelfrüchte zerkleinern, 3 TL im Mörser zerstoßen, mit 500 ml heißem Wasser übergießen, 10 Minuten ziehen lassen und über den Tag verteilt trinken.
	Kamillenblüten	1 EL Kamillenblüten mit 500 ml kochendem Wasser in eine Schale gießen, 15 Minuten lang inhalieren. Den Kopf mit einem Tuch bedecken, damit der Dampf nicht entweichen kann.
Ohrenschmerzen	Thymian	5 TL Thymiankraut mit 750 ml heißem Wasser übergießen, 10 Minuten ziehen lassen und über den Tag verteilt trinken.
	Zwiebel	Einige rohe Zwiebelstücke in einer Knoblauchpresse quetschen, den Saft auffangen, leicht erwärmen und mit einer Pipette etwa einen Teelöffel voll ins schmerzende Ohr träufeln. Wenn nötig mehrmals täglich wiederholen.
Fieber	Holunder und Lindenblüten	6 TL Holunderblüten und 2 TL Lindenblüten mit 750 ml kochendem Wasser überbrühen, 10 Minuten ziehen lassen und über den Tag verteilt trinken.
	Mädesüß	5 TL Mädesüßblüten mit 500 ml kochendem Wasser überbrühen, 15 Minuten ziehen lassen und über den Tag verteilt trinken.

Achtung!

Gehen Sie zu Ihrer Hausärztin oder zu Ihrem Hausarzt, wenn:

- Ihre Körpertemperatur über 39 °C steigt oder Sie länger als drei Tage fiebrig sind.
- Sie Brustschmerzen bekommen.
- Sie blutigen Auswurf haben.
- Ihre Beschwerden länger als eine Woche andauern.

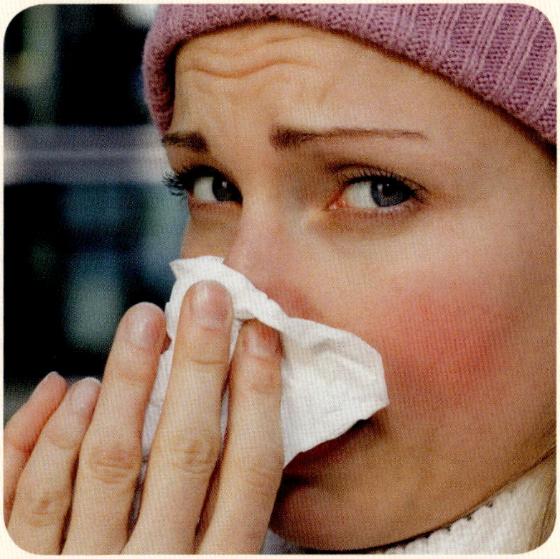

Hühnersuppe

Zutaten für 3 l Suppe:

1 Huhn, kochfertig
80 g Karotten
60 g Petersilwurzel
100 g Stangensellerie
80 g Zwiebeln
15 Pfefferkörner
2 Gewürznelken
5 Wacholderbeeren
3 Lorbeerblätter
4 Knoblauchzehen
3 Zweige Thymian
1 kleines Stück Ingwer
Salz

Das Huhn unter kaltem Wasser waschen, in einen großen Topf legen und mit ca. 4 l kaltem Wasser übergießen. Aufkochen und etwa eine Stunde lang köcheln lassen, dabei den Schaum immer wieder entfernen.

Ingwer, Knoblauch, Karotten und Petersilwurzeln schälen. Zwiebeln und Wurzelgemüse grob schneiden und gemeinsam mit dem Ingwer, dem Knoblauch und den Gewürzen zum Huhn geben. Suppe eine weitere Stunde sieden lassen.

Das Huhn zerteilen und in der Suppe je nach Belieben mit Kräutern, Gewürzen und Gemüse essen.

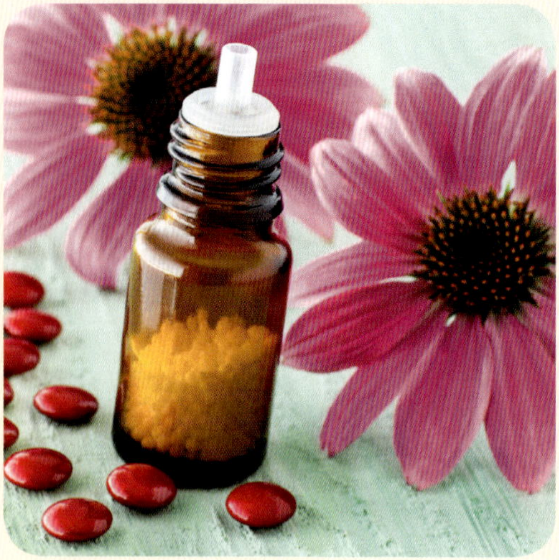

Top-Tipp

Purpursonnenhutkraut (Echinacea purpurea) wirkt stärkend aufs Immunsystem. Es kann helfen, Harnwegs- und Atemwegsinfekten vorzubeugen und wirkt unterstützend bei viralen Infekten. Die Fertigpräparate in Form von Tropfen, Tabletten oder Lutschpastillen sind handelsüblich in Apotheken erhältlich. Achten Sie bei der Dosierung auf die Packungsbeilage oder fragen Sie die Apothekerin oder den Apotheker.

Migräne

Worum geht es?

Millionen Menschen leiden an Migräne; bereits jede achte Frau ist davon betroffen. Zwischen dem 35. und dem 45. Lebensjahr ist Migräne bei Frauen dreimal so häufig wie bei Männern. Es kommt regelmäßig zu sogenannten Migräneattacken, die oft von unerträglichen Schmerzen, Übelkeit und Erbrechen begleitet werden. Die tatsächlichen Ursachen von Migräne konnten noch nicht genau erforscht werden. Es wird angenommen, dass die genetische Veranlagung ebenso eine Rolle spielt wie eine Störung des Serotonin-Gleichgewichts im Gehirn und eine Überempfindlichkeit des Nervensystems, wobei es zu einer Reaktion auf verschiedene Migräneauslöser (Trigger) kommen kann.

Zu potenziellen Triggern gehören u. a.:

- Klimatische Veränderungen (Jahreszeiten, Wettereinfluss)
- Ein gestörter Tagesrhythmus (Änderungen im Schlaf-Wach-Rhythmus, unregelmäßiger Tagesablauf)
- Stress, körperliche Anstrengung
- Starke Reize (zu viel Sonnenlicht, Lärm, Kälte, Gerüche)
- Hormonelle Einflüsse (Eisprung, Schwangerschaft, Wechseljahre, Menstruation)
- Stark erlebte Emotionen, seelische Belastung
- Entfallenlassen des Frühstücks oder anderer Mahlzeiten
- Bestimmte Lebensmittel wie Alkohol (v. a. Rotwein und Sekt), Schokolade, Glutamat, bestimmte Käsesorten, Süßstoffe

Was ist wichtig?

Es gibt keine allgemeingültige Migräne-Diät!

Ein Nahrungsmittel ist nur dann tatsächlich ein Migräneauslöser, wenn Sie jedes Mal nach dem Verzehr eine Migräneattacke erleiden. Meiden Sie nicht vorsichtshalber alle möglichen Auslöser, da es sonst zu einer Unterversorgung mit Nährstoffen, Mineralstoffen und Vitaminen kommen kann. Führen Sie ein Kopfschmerz-Tagebuch, in dem Sie einige Wochen lang Ihre Ernährungsweise, Lebensumstände, die Sie als potenzielle Migräneauslöser im Verdacht haben, sowie die Häufigkeit und Stärke der Schmerzen aufschreiben. So können Sie am besten erkennen, was tatsächlich in engem Zusammenhang mit Ihren Beschwerden steht.

Vergessen Sie dabei nicht, dass die Beschwerden manchmal erst ein paar Stunden bis sogar einen Tag nach dem Verzehr bestimmter Lebensmittel auftreten können. Auch erst das Zusammenspiel mehrerer Faktoren kann die Schmerzen auslösen (z. B. kein Frühstück, dann starker Stress im Büro, am Abend Rotwein). Es ist gut möglich, dass Sie den Wein an einem anderen Tag, an dem Sie entspannt sind, sehr gut vertragen würden.

In mehreren wissenschaftlichen Studien wurde festgestellt, dass Migräneattacken häufig mit einem erhöhten Histamin-Spiegel im Blut zusammenhängen. Die meisten Lebensmittel, die als Migränetrigger infrage kommen, gehören zur Gruppe der histaminreichen Nahrungsmittel. Histamin (oder histaminähnliche Substanzen) aus Lebensmitteln wird mithilfe eines bestimmten Enzyms, der Diaminooxidase (DAO), im Darm abgebaut. Wenn die zugeführte Histaminmenge die Abbaukapazität dieses Enzyms übersteigt, kann es zu einem Überschuss von Histamin im Blut kommen. Vermeiden Sie deswegen große Mengen an histaminreichen Lebensmitteln; essen Sie diese einzeln und nicht miteinander kombiniert (wie z. B. bei Salamipizza: diese enthält Tomatensauce, Käse und Salami). Weitere Informationen zu Histamin finden Sie im Kapitel „Nahrungsmittelunverträglichkeit“ ab S. 171.

Viele Migränepatientinnen berichten von Heißhunger-Attacken, die kurz vor einer Migräneattacke stattfinden. Bis vor Kurzem hat man angenommen, dass die großen Mengen an Schokolade, die in dieser Phase häufig gegessen werden, ein Auslöser für die Migräne sein können. Die aktuellsten Studien konnten diese Theorie allerdings nicht bestätigen. Vielmehr ist es wahrscheinlich so, dass sich der Körper für die bevorstehende Migräneattacke – die meist mit Appetitverlust, Übelkeit und somit kalorischer Unterversorgung verbunden ist – rüstet und versucht, durch Heißhungerattacken Reserven anzulegen.

Was können Sie tun?

- Essen Sie regelmäßig, lassen Sie keine Mahlzeiten aus.
- Essen Sie am besten mehrere kleine Mahlzeiten über den Tag verteilt.
- Achten Sie auf eine gesunde, ausgewogene Ernährung mit vielen Vollkornprodukten, Gemüse und Obst (siehe Anhang S.201).
- Vermeiden Sie Glutamat in Chips, Fertiggerichten, Fertigsaucen, Fertigsuppen, Konserven und gerösteten Nüssen.

- Versuchen Sie, an Tagen mit verändertem oder stressigem Tagesablauf (mit Klimaveränderung, psychischem Stress, wenig Schlaf etc.) auf histaminreiche Lebensmittel und sogenannte Histaminliberatoren zu verzichten. Histaminliberatoren sind:
  - Rohwürste, Räucherware (Brühwürste, Prosciutto, Salami etc.);
  - gereifte Hartkäsesorten (wie Bergkäse, Emmentaler, Parmesan);
  - Rotwein, Sekt;
  - Hülsenfrüchte, Sauerkraut, Spinat;
  - Fisch (v. a. Konserven und Räucherfisch) und Meeresfrüchte;
  - große Mengen an Tomaten (v. a. in Tomatenmark, -sauce, -suppe, Ketchup);
  - Hefeextrakt (eine natürliche Glutamatquelle!), Soja und Sojasauce;
  - Ananas, überreife Bananen, Erdbeeren, Himbeeren, Papaya, Zitrusfrüchte (Grapefruit, Orangen);
  - Schokolade und Kakao;
  - Nüsse (v. a. Cashewnüsse, Erdnüsse und Walnüsse).
- Vermeiden Sie eisgekühlte Getränke. Wenn Sie Eiscreme essen, lassen Sie diese langsam im Mund und auf der Zunge zergehen, bevor Sie sie schlucken. Auch Kältereize können bei empfindlichen Personen Migräneattacken auslösen.
- Vermeiden Sie Cola, Energy Drinks und Softdrinks.
- Vermeiden Sie ein Zuviel an Alkohol, Kaffee und Nikotin.
- Entspannen Sie sich regelmäßig: mit autogenem Training, Yoga, Musik, schönen Hobbys oder mäßig betriebenem Sport. So können Sie die Migränebeschwerden deutlich mildern.

Essen Sie mehr von diesen Lebensmitteln:

Vollkornprodukte, Obst, Gemüse, Joghurt, Sauermilch, selbst gekochte Speisen

Reis mit Kürbiscurry

Zutaten für 4 Portionen:

1000 g Kürbis
500 g Lauch
250 g Langkornreis
500 ml Gemüsesuppe
4 EL Rapsöl
400 ml Joghurt (1 %)
80 g Kokosraspeln
2 gestrichene EL Currypulver
2 EL Schnittlauchröllchen
Salz

Den Kürbis schälen und klein würfeln. Lauch putzen und in fingerdicke Ringe schneiden. Reis mit ca. 4/5 der Gemüsesuppe aufkochen, dann zugedeckt bei schwacher Hitze bissfest garen. Kürbis und Lauch bei mittlerer Hitze in Öl ca. 3 Minuten braten, dabei öfter wenden. Currypulver und Salz dazugeben und gut umrühren. Restliche Gemüsesuppe dazugießen, aufkochen und zugedeckt bei schwacher Hitze weitere 3 Minuten garen. Reis mit Gemüsecurry vermischen und mit Kokosraspeln bestreuen. Joghurt mit Schnittlauchröllchen und Salz vermischen und mit Reis-Kürbiscurry servieren.

Top-Tipp

Tee aus Mutterkraut oder Ingwerpulver kann helfen, die Migränesymptome zu verbessern. Lösen Sie etwa 1 TL gemahlenen Ingwer in 500 ml Wasser auf und trinken Sie dies bei Beschwerden über den Tag verteilt.

Übergießen Sie 100 mg getrocknetes Mutterkraut (in der Apotheke erhältlich) mit kochendem Wasser, lassen Sie es zehn Minuten ziehen, filtrieren Sie den Tee durch einen Papierfilter und trinken Sie ihn über den Tag verteilt. Als Migräneprophylaxe trinken Sie zwei bis drei Tassen Mutterkrauttee jeweils vor dem Essen über einige Monate; dann reduzieren Sie die Dosierung. Verwenden Sie Mutterkrauttee nicht, wenn Sie schwanger sind oder stillen.

Quellen

Bauer, J. (2007): Food Cures. New York: Rodale.

Béliveau, R./Gingras, D. (2011): Gesund mit Rotwein, Lachs, Schokolade & Co. München: Kösel-Verlag.

Deutsche Gesellschaft für Ernährung (2008): Referenzwerte für die Nährstoffzufuhr. Neustadt an der Weinstraße: Verlag Neue Umschau.

Deutsche MigräneLiga: 10 Goldene Regeln für Migräne-Patienten. [WWW]: http://www.deutsche-migraeneliga.de/regeln.htm (06.07.2013).

Deutsche Migräne und Kopfschmerzgesellschaft: Ernährung und Migräne. [WWW]: www.dmkg.de/dmkg/sites/default/files/ernaehrung.pdf (06.07.2013).

Döll, M. (2009): Der Frauen-Gesundheitscode. München: Herbig-Verlag.

Duke, J. (2010): Heilende Nahrungsmittel. München: Arkana.

Elmadfa, I. et al. (2011): Die große GU Nährwert Kalorien Tabelle 2012/13. München: GU-Verlag.

Ernährungsumschau: Süßigkeiten und Migräne – Was ist dran an den viel zitierten Auslösern für Migräne? [WWW]: http://www.ernaehrungs-umschau.de/suche/?id=4325 (09.04.2013)

Göbel, H. (2012): Erfolgreich gegen Kopfschmerzen und Migräne. Heidelberg: Springer-Verlag.

Grünwald, J./Jänicke, C. (2011): Grüne Apotheke. München: GU-Verlag.

Kiefer, I./Lalouschek, W. (2009): Stressfood. Wien: Kneipp-Verlag.

Kooperation Phytopharmaka: Mutterkraut. [WWW]: www.koop-phyto.org/arzneipflanzenlexikon/mutterkraut.php (10.09.2013)

Oberbeil, K./Lentz, C. (2006): Obst und Gemüse als Medizin. München: Südwest-Verlag.

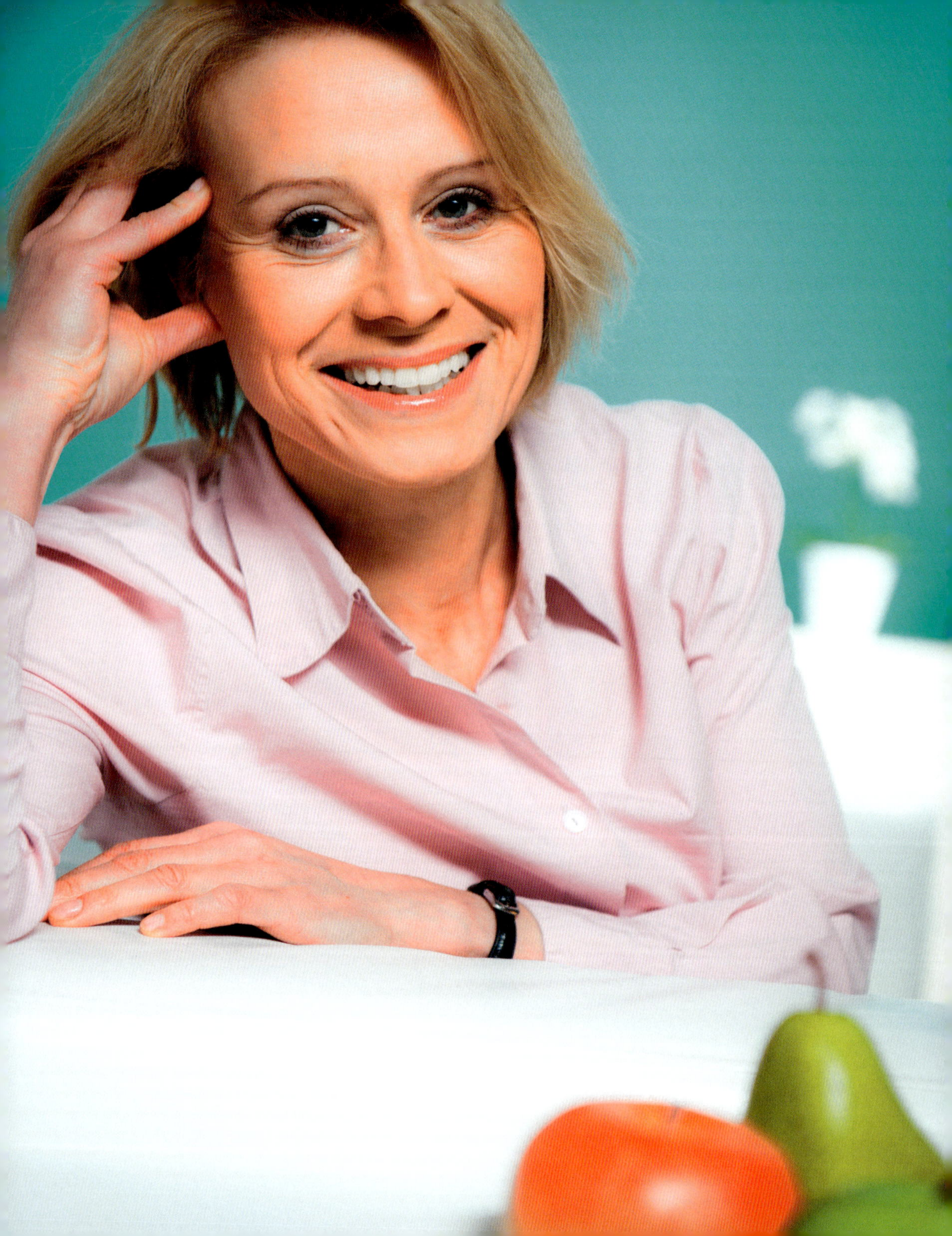

Rund um den Wechsel

In den Wechseljahren (Klimakterium) entsteht ein Hormonungleichgewicht, das diverse Beschwerden mit sich bringen kann. Grund dafür ist die abnehmende körpereigene Produktion des Hormons Östrogen. Die weiblichen Geschlechtsorgane (Eierstöcke) stellen im jungen Erwachsenenalter ausreichend Hormone her. Die Östrogenmenge geht jedoch mit zunehmendem Alter (ca. ab dem 45. bis 55. Lebensjahr) immer weiter zurück, bis die Östrogenproduktion schließlich fast nicht mehr stattfindet und der Zeitpunkt der letzten Regelblutung eintritt (Menopause). Je stärker die Beschwerden sind, desto intensiver verschlechtert sich auch die Lebensqualität der betroffenen Frauen. Neben der Schulmedizin finden zur Linderung dieser Symptome auch andere Therapieformen ihren Einsatz. Die Traditionelle Chinesische Medizin (TCM) beispielsweise erklärt sich dieses Phänomen so, dass die Wechseljahre durch einen Rückgang der weiblichen Energie, des Yin, und durch einen Anstieg der männlichen Energie, des Yang, in den verschiedenen Organen der Frau ausgelöst werden. Jede Frau muss individuell für sich entscheiden, welche Methoden ihr zur Linderung der Wechseljahrbeschwerden den meisten Nutzen bringen.

In den Ernährungsempfehlungen für das Klimakterium können diese Behandlungsmethoden vereint werden. Denn die Ernährung ist mehr als nur die Aufnahme von Nährstoffen – sie hält sprichwörtlich Körper und Seele zusammen. Und genau diese geraten im Klimakterium häufig aus dem Gleichgewicht. Die Schulmedizin empfiehlt bei Wechseljahrbeschwerden eine klassische Ernährungstherapie, die durch komplementäre Maßnahmen ergänzt werden kann. In der Traditionellen Chinesischen Medizin wird wiederum mit speziellen Lebensmitteln, die auf bestimmte Art und Weise zubereitet werden, für einen Ausgleich im Energiehaushalt der Organe gesorgt bzw. wird deren Energie – das sogenannte Qi – auf diese Weise gestärkt. In diesem Kapitel finden Sie eine sinnvolle Zusammenstellung aus verschiedenen Behandlungsmethoden vereint, die Ihnen in diesem speziellen Lebensabschnitt eine Linderung der Beschwerden verschaffen sollen.

Hitzewallungen und Schwitzen

Worum geht es?

Östrogen hat einen großen Einfluss auf die Wärmeregulation im weiblichen Körper. Durch das hormonelle Ungleichgewicht können Hitzewallungen sowie Schweißausbrüche entstehen. Diese Beschwerden treten bei Frauen am häufigsten im Klimakterium auf.

Was ist wichtig?

Die Anzahl an Frauen, die unter diesen Beschwerden leiden und deren Lebensqualität dadurch eingeschränkt wird, ist sehr hoch. Umso wichtiger ist hier der Einsatz von effektiven und nebenwirkungsarmen Therapien. Man vermutet, dass die Ursache für Hitzewallungen und Schweißausbrüche in einer Fehlkommunikation in den komplexen Prozessen zwischen den peripheren Gefäßsystemen, dem zentralen Nervensystem und der Körperkerntemperatur liegt. Sprechen Sie mit Ihrer Ärztin oder Ihrem Arzt darüber, welche konservativen medizinischen Möglichkeiten individuell für Ihre Bedürfnisse zur Verfügung stehen. Mit der richtigen Ernährung können Sie innere Hitze reduzieren. Vor allem Getränke, Gewürze und Kräuter versprechen Linderung bei Hitzewallungen und Schweißausbrüchen.

Was können Sie tun?

- Zu kalte oder zu heiße Getränke verschaffen meistens keine Linderung. Um den Flüssigkeitsverlust durch das Schwitzen wieder auszugleichen, sollten Sie pro Tag mindestens zwei Liter lauwarme, zuckerfreie Getränke trinken. Bei starken Flüssigkeitsverlusten können Sie auch isotone Getränke zu sich nehmen (Rezepte siehe Anhang, S. 205–207).
- Scharfe Gewürze wie Chili oder Curry, aber auch Alkohol, Kaffee und Nikotin können Hitzewallungen begünstigen – vermeiden Sie daher den Konsum dieser Gewürze und Genussmittel.
- Übermäßiges Schwitzen kann durch den Verzehr von Salbei verhindert werden, da dieses Kraut die Tätigkeit der Schweißdrüsen hemmt. In der Apotheke ist Salbei in Kapselform oder als Salbeitee erhältlich. Salbeitee wirkt schweißhemmend und beruhigend.
- Übermäßige Schweißproduktion kann ebenfalls mit speziellen Bädern gelindert werden. Dafür eignen sich Eichenrindenextrakt (50 ml pro Vollbad) oder Kamillenlösung (20 ml mit einem Liter kochendem Wasser überbrühen und 15 Minuten ziehen lassen, anschließend ins Vollbad gießen). Auch ein Lavendelfußbad oder kalte Unterarmbäder (zwei bis fünf Minuten) können die Hitze „ableiten".
- Schwitzen Sie bewusst! Durch regelmäßigen Sport wird die Durchblutung gefördert, Stress abgebaut und das Immunsystem sowie viele andere Körperfunktionen angeregt. Gleichzeitig wird die Neigung zu Hitzewallungen und Schweißausbrüchen reduziert. Als Faustregel gilt: drei- bis fünfmal pro Woche 20 bis 30 Minuten lang, fordernd, jedoch nicht überfordernd – am besten an der frischen Luft.
- Atmungsaktive Funktionswäsche aus Naturmaterialien wie Leinen, Baumwolle oder Seide reduziert das Gefühl gestauter Hitze auf der Haut und lässt diese atmen.

Wichtige Lebensmittel nach TCM

Laut TCM liegt Hitzewallungen und Schweißausbrüchen eine zu hohe Hitze im Körper zugrunde. Diese wird durch das Ansteigen der Yang-Energie in den Nieren und in der Leber ausgelöst. Hier können folgende „kühlende" Lebensmittel Linderung verschaffen:

- Goldgelb angebratenes Huhn- und Putenfleisch
- Aus gekochter Hirse und Weizen zubereiteter Getreidebrei, der lauwarm verzehrt wird
- Rosinen
- Himbeeren
- Blattsalate
- Eier
- Gedünstete Tomaten
- Oliven
- Kapern
- Gedünsteter Zucchini und Brokkoli
- ideales Getränk: lauwarmer Pfefferminztee

Hirse mit Himbeeren

Zutaten für 2 Portionen:

1 Tasse Hirse
2 EL Walnüsse, gemahlen
1 EL Leinöl
2 EL Honig
1 TL Ingwer, frisch gerieben
1 Prise Salz
200 g Himbeeren
Saft einer Zitrone
2 Tassen Wasser

Hirse mit kaltem Wasser gut auswaschen. Wasser in einem Topf erhitzen und die Hirse darin aufkochen. Gemahlene Walnüsse beigeben und alles auf kleiner Flamme zugedeckt 10 bis 15 Minuten weich kochen. Mit Honig, Ingwer, Salz und Zitronensaft abschmecken und weitere 10 Minuten quellen lassen. Zum Schluss Hirse mit Himbeeren vermischen und warm servieren. Hirsebrei kann gut am Vortag vorbereitet oder für zwei Tage vorgekocht und erst am nächsten Tag mit den Früchten verrührt werden.

Depressive Verstimmung und Traurigkeit

Worum geht es?

Neben den körperlichen Veränderungen in den Wechseljahren werden viele Frauen von Traurigkeit und depressiven Verstimmungen geplagt. Die Gründe dafür können abseits der Hormonumstellung auch in den Gefühlen rund um den neuen Lebensabschnitt liegen. Das Selbstwertgefühl, das soziale sowie das familiäre Umfeld, die berufliche, aber auch die finanzielle Situation spielen in diesem Prozess des Wandels eine große Rolle. Nicht umsonst sind gerade die Wechseljahre häufig eine Zeit des Umbruchs im Leben einer Frau.

Was ist wichtig?

Neueren Untersuchungen zufolge lässt sich durch den gezielten Konsum von Omega-3-Fettsäuren das Risiko für Depressionen möglicherweise reduzieren. Die bisherige Datenlage reicht jedoch noch nicht aus, um konkrete Empfehlungen zu geben. Davon abgesehen sprechen jedoch allein schon die anderen positiven Effekte auf die körperliche Gesundheit für einen bewussten Verzehr von Omega-3-Fettsäuren. Neben Fetten können noch weitere Lebensmittel und Nährstoffe (siehe Tabelle) diesen Beschwerdebildern auf natürliche Art entgegenwirken.

Auch regelmäßige sportliche Betätigung stellt eine Hilfe dar. Neben den vielen anderen positiven Auswirkungen, die Sport hat, regt er auch die Endorphin-Ausschüttung („Glückshormone“) an und reduziert Stress. Schließlich berichten viele Sportler von enormen Glücksgefühlen nach längerer körperlicher Belastung.

Was können Sie tun?

In der folgenden Tabelle finden Sie Lebensmittel und Nährstoffe, die positive Effekte auf das Gemüt haben können:

Omega-3-Fettsäuren	➻ Fette Seefische (z. B. Lachs, Hering) ➻ Fettere heimische Fische (z. B. Saibling, Karpfen) ➻ Pflanzliche Öle (Raps-, Leinsamen-, Walnuss- und Sojaöl) ➻ Bei seltenem oder fehlendem Konsum von Fisch: Omega-3-Fettsäuren-Supplemente aus der Apotheke (aus Fischöl oder vegan aus Algen)
Lavendel	➻ Lavendelzucker ➻ Lavendel-Blütenblätter für Salate, Süßspeisen, Desserts, Joghurts und Puddings ➻ (Evtl. selbst hergestelltes) Lavendelöl, das für den Verzehr geeignet ist: für Salate, Saucen, zum Würzen von Huhn- und Lammfleisch
Salbei und Melisse	➻ Pikante Fleischgerichte oder Saucen, mit Salbei gewürzt, z. B. Saltimbocca ➻ Salbei- und/oder Melissentee ➻ Wasser mit Zitronenmelisse
Folsäure	➻ Hülsenfrüchte (z. B. Linsen, Bohnen, Erbsen ...) ➻ Gemüse – v. a. grüne Sorten (z. B. Spinat, Salat, Fenchel, Brokkoli und div. Kohlarten) ➻ Obst (z. B. Beeren, Orangen, Bananen) ➻ Vollkornprodukte (z. B. Gebäck, Beilagen ...) ➻ Milchprodukte ➻ Nüsse
L-Tryptophan (Vorstufe des Glückshormons Serotonin)	➻ Obst wie Bananen, Erdbeeren, Ananas, Himbeeren ➻ Kakao und Schokolade ➻ Milch und Milchprodukte ➻ Nüsse
Johanniskraut	➻ Johanniskrauttee oder -präparate (Informieren Sie Ihre Ärztin bzw. Ihren Arzt über die Einnahme von Johanniskraut, wenn Sie Medikamente einnehmen)

Wichtige Lebensmittel nach TCM

Eine Reduktion des Lungen-Qi und eine verminderte Energie von Magen, Darm, Leber und Milz tragen zu depressiven Verstimmungen und Traurigkeit – häufig ohne erkennbaren oder aus nur geringfügigem Anlass – bei. Stimmungsaufhellende Lebensmittel sind häufig solche, die die Verdauung anregen:

- Pistazien
- Datteln
- Feigen
- Walnüsse
- Warmer Getreidebrei
- Warmes Obstkompott
- Getoastetes Vollkornbrot
- Gedünstetes Gemüse
- Optimales Getränk: lauwarmer Himbeersaft

Gute-Laune-Kugeln

Zutaten für 10 Stück:

- 150 g getrocknete Feigen
- 50 g Dörrpflaumen
- 50 g Haferflocken
- 50 g Walnüsse, gerieben
- 50 g Sesam
- 40 g Honig

Feigen und Pflaumen in etwas Wasser ca. 15 Minuten einweichen, dann klein hacken. Sesamsamen in einer beschichteten Pfanne trocken anrösten. Von den Walnüssen einen Esslöffel zur Seite legen. Die restlichen Nüsse mit Haferflocken, Früchten, Sesam und Honig vermischen, aus der Masse 10 Kugeln formen und mehrere Stunden lang trocknen lassen. Kühl lagern.

Im Internet

Weitere Informationen rund um das Thema Depressionen können Sie sich auch in Form eines Films ansehen: http://www.vielgesundheit.at/filme/krankheitsbilder/filmdetail/video/depression.html

Schlafstörungen

Worum geht es?

Ein- und Durchschlafschwierigkeiten sind eine häufige Folge hormoneller Dysbalance und oft mit Kreislaufproblemen, Müdigkeit sowie Abgeschlagenheit verbunden.

Was ist wichtig?

Neben den allgemeinen Möglichkeiten zur besseren „Schlafhygiene" (= ausreichende Schlafmenge, regelmäßige Schlafzeiten, Verzicht auf einen Mittagsschlaf etc.) halten auch die Ernährungs- und die Komplementärmedizin schlaffördernde Tipps bereit, die Sie hier nachlesen können.

Was können Sie tun?

- Gehen Sie nicht hungrig zu Bett! Nehmen Sie ein Abendessen zu sich, das nicht zu spät stattfindet, leicht verdaulich und kohlenhydratarm ist. Auf diese Weise werden Magen-Darm-Beschwerden in der Nacht vermieden, und durch den Verzicht auf „Kohlenhydratbomben" entsteht nach der Nahrungsaufnahme kein höherer Wachheitsgrad. Grund dafür ist, dass nach einer kohlenhydratreichen Mahlzeit die Körpertemperatur nur sehr langsam abfällt, was eine Verzögerung der Schlaf-Wach-Rhythmik zur Folge hat. Die Einschlaffähigkeit ist nämlich zum Zeitpunkt der minimalen Körpertemperatur besonders groß.
- Verzichten Sie – v. a. ab dem Nachmittag – auf den Konsum von Alkohol, Koffein, Teein und Nikotin.
- Tees mit Melisse, Baldrian oder Johanniskraut üben eine beruhigende Wirkung auf den Körper aus. Auch eine Teemischung aus Johanniskraut, Heidekrautblüten, Melisse und Frauenmantel zu

gleichen Teilen (zehn Minuten ziehen lassen, evtl. mit Honig süßen) kann vor dem Zubettgehen getrunken werden. (Informieren Sie Ihre Ärztin oder Ihren Arzt über den Konsum von Johanniskraut, wenn Sie Medikamente einnehmen.)

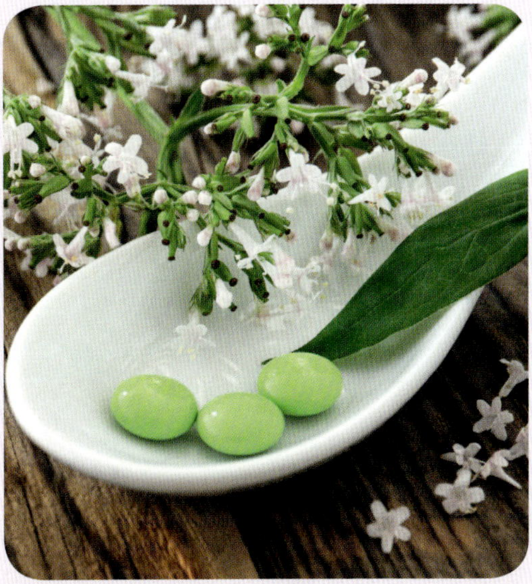

- Anstelle von Johanniskraut kann auch Erika in Teemischungen verwendet werden, da es auf Reizblasen eine beruhigende Wirkung ausübt.
- Baldrianextrakt-Präparate gegen Einschlafstörungen oder Hopfenextrakt gegen Durchschlafstörungen können in der Apotheke gekauft werden. Auch die beruhigende Wirkung von Passionsblume und Melisse wird international anerkannt. Lassen Sie sich bezüglich Wirkung und Einnahmeempfehlungen in der Apotheke beraten.
- Badezusätze wie Melissen- oder Lavendelöl in einem Vollbad bereiten Ihnen vor dem Zubettgehen entspannende Momente.
- Neben einer guten „Schlafhygiene“ fördern eine gemütliche Abendgestaltung und ein Ritual das Einschlafen. Einschlafrituale können beispielsweise ein Schlaftee oder ein Glas Milch mit Honig sein.
- Der abendliche Verzehr des Eiweißstoffes Tryptophan – die Vorstufe des Glückshormons Serotonin – fördert rasches Einschlafen. Beispiele dafür sind: ein Glas Milch mit Honig, ein Kakaogetränk, Schokolade, exotische Früchte, getrocknete Datteln oder Feigen, Nüsse etc.
- Ein abendlicher Spaziergang ist empfehlenswert; eine sehr anstrengende körperliche Betätigung jedoch würde zu einem Anstieg der Körpertemperatur führen und diese signalisiert dem Körper „Wachsein“.

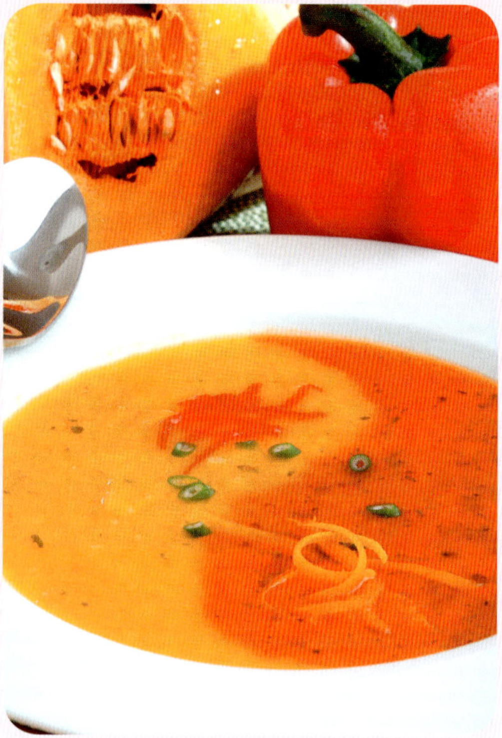

Wichtige Lebensmittel nach TCM

Die Traditionelle Chinesische Medizin beschreibt bei dieser Form von Wechseljahrbeschwerden ein Ungleichgewicht im Energiehaushalt von Leber und Nieren. Dieses irritiert das Herz-Qi und auch das Milz-Qi. Bauen Sie Lebensmittel, die wärmen und stärken, bewusst in den Speiseplan ein.

- Gedünstete und lauwarm verzehrte Karotten, Erbsen, Kartoffeln, Fenchel und Kürbis
- Goldgelb angebratenes Wild oder angebratener Fisch
- Gekochter Hirsebrei
- Rosinen
- Weintrauben

Kräuter-Hirschsteaks auf geschmorten Rotkrautblättern mit Weintrauben und Gnocchi

Zutaten für 4 Portionen:

Kräuter-Hirschsteaks:

- 4 Hirschsteaks (à 150 g)
- 4 Wacholderbeeren
- 8 kleine Thymianzweige
- 1 EL Koriander, gemahlen
- 1 TL weiße Pfefferkörner
- 5 EL Rapsöl
- Salz

Rotkrautblätter mit Weintrauben:

- 1 Kopf Rotkraut (ca. 1 kg Rotkrautblätter)
- 2 rote Zwiebeln
- 10 Wachholderbeeren
- 4 EL Zucker
- 2 EL Himbeeressig
- 1 gehäufter EL Maisstärke
- 400 ml Gemüsesuppe
- 50 g Butter
- 100 g rote Weintrauben
- Salz, schwarzer Pfeffer aus der Mühle

Beilage:

- 400 g Kartoffelgnocchi (aus dem Kühlregal)
- 2 EL geriebene Walnüsse
- 2 EL Brösel
- 2 EL Butter

Das Backrohr auf 200° C vorheizen. Rotkraut waschen, äußere Blätter entfernen, halbieren, Strunk herausschneiden und ca. 1 kg Blätter ablösen. Die roten Zwiebeln schälen und vierteln. In einer Pfanne Butter schmelzen lassen und die Rotkrautblätter mit den Zwiebeln kurz scharf anbraten. Anschließend mit der Gemüsesuppe ablöschen. Zwiebel-Kraut-Gemisch mit Wacholderbeeren, Zucker, Essig, Maisstärke, Salz und Pfeffer in einem Bräter gut vermengen. Das Kraut im geschlossenen Bräter im Rohr ca. 40 Minuten schmoren lassen. Anschließend die Temperatur auf 220° C erhöhen. Währenddessen Weintrauben waschen, ablösen, auf dem Kraut verteilen und weitere 10 Minuten ohne Deckel garen.

Für die Kräuter-Hirschsteaks das Fleisch waschen, mit einem scharfen Messer teilen – so, dass 12 Stücke zu jeweils ca. 50 g entstehen – und mit Küchenpapier trockentupfen. Thymianzweige waschen, trockentupfen, Pfefferkörner, Wacholderbeeren und Koriander in einem Mörser grob zerstoßen. Steaks in der Kräuter-Pfeffer-Mischung leicht wenden und salzen. Rapsöl in einer Pfanne erhitzen und die Steaks darin bei mittlerer Hitze rundum 5 bis 6 Minuten anbraten. Am Schluss die Thymianzweige dazugeben. Die geschmorten Rotkrautblätter mit den Weintrauben und dem Sud auf warmen Tellern anrichten, die Steaks mit den Thymianblättern darauf legen und servieren.

Als Beilage können Kartoffelgnocchi aus dem Kühlregal gereicht werden. Diese können, nachdem sie in Wasser gekocht wurden, in einem Gemisch aus geriebenen Walnüssen, Bröseln und Butter gewendet und zu dem Gericht serviert werden.

Müdigkeit und Erschöpfung

Worum geht es?

Müdigkeit und Erschöpfung begleiten viele Frauen in ihrem Alltag während der Wechseljahre. Ursache dafür können die Hormonumstellung, aber auch die bereits in den anderen Kapiteln aufgelisteten Wechseljahrbeschwerden wie Hitzewallungen, Schlafstörungen und depressive Verstimmungen sein. Des Weiteren spielen emotionaler Stress und Bewegungsmangel eine große Rolle. Alle diese Faktoren können zu einem Gefühl der psychischen Erschöpfung und zu chronischer Müdigkeit mit Phasen von Konzentrationsverlust führen.

Was ist wichtig?

Nährstoffe sind gleichzeitig Vitalstoffe und bringen, wie der Name bereits sagt, Vitalität in Ihr Leben. Wenn Sie Müdigkeit und Abgeschlagenheit reduzieren wollen, hat eine ausgewogene und gesunde Ernährung einen hohen Stellenwert. Tipps dafür können Sie im Anhang (S. 201) nachlesen. Achten Sie außerdem auf die Portionsgrößen Ihrer Mahlzeiten. Je größer die Portion und je deftiger die Speisen – v. a. in Kombination mit Alkohol –, desto größer die Müdigkeit.

Was können Sie tun?

Mittels folgender Ernährungstipps können Sie Müdigkeit und Erschöpfung entgegenwirken:

- Achten Sie auf eine ausgewogene Ernährung mit ausreichend Kohlenhydraten, Eiweiß, Vitaminen, Mineralstoffen und sekundären Pflanzenstoffen. Vor allem frisches Gemüse und Obst enthält viele Antioxidantien (Glutathione) und Vitamine, die vitalisierend wirken. Insbesondere Heidelbeeren und Preiselbeeren scheinen positive Effekte auf chronische Müdigkeit auszuüben.

- Nehmen Sie etwa fünf kleinere Mahlzeiten über den Tag verteilt zu sich, damit Sie kontinuierlich mit Energie versorgt sind und Ihr Blutzucker keinen großen Schwankungen ausgesetzt ist.
- Manche Frauen verzichten bei Neigung zu schneller Gewichtszunahme bewusst auf Kohlenhydrate. Diese versorgen jedoch unseren Körper und v.a. unser Gehirn mit Energie. Studien an stressempfindlichen Personen haben gezeigt, dass Stimmungsschwankungen nicht so stark ausfallen, wenn zuvor kohlenhydratreiche Mahlzeiten verzehrt wurden. Viele Untersuchungen zeigen zudem, dass Kohlenhydrate neben der körperlichen Leistung auch die Reaktions- und Konzentrationsfähigkeit steigern können, da sie vom Körper schnell in Energie umgewandelt werden.
- Essen Sie daher regelmäßig sinnvolle kohlenhydrathaltige Lebensmittel wie z.B. ein Stück Obst als Zwischenmahlzeit, Vollkornteigwaren als Beilage, Vollkorngebäck anstelle von Weißmehlgebäck zum Frühstück, Flockenmüsli mit Obst und Joghurt o.Ä. Eine gleichzeitige Fett- und Zuckerreduktion verhilft Ihnen zum Normalgewicht.
- Trinken Sie ausreichend für Ihren Körper und Ihre Bedürfnisse (mindestens zwei bis zweieinhalb Liter am Tag). Geeignete Getränke sind z.B. Leitungs- oder Mineralwasser (plus Zitronensaft, Zitronenmelisse, Minzeblätter), stark verdünnte Fruchtsäfte oder kühler Tee.
- Zu den Tageszeiten, an denen Sie vermehrt zu Müdigkeit und Erschöpfung neigen (z.B. am Morgen nach dem Aufstehen oder am Nachmittag), können koffein- oder teeinhaltige Getränke hilfreich sein. Übertreiben Sie es jedoch nicht mit der Menge, da ansonsten der Gewöhnungseffekt droht. Drei bis vier Tassen maximal sollten es täglich sein. Geeignet sind Schwarz-, Grün-, Mate- oder Matchatee sowie alle Arten von Kaffee. Diese Genussmittel wirken stimmungsaufhellend und belebend.
- Essenzielle Fettsäuren und Coenzym Q_{10} können durch Nachtkerzenöl und Meeresfische aufgenommen werden. Sie wirken positiv gegen Stressreize.

- Mögliche Mängel von Vitaminen oder Spurenelementen können durch eine Blutabnahme aufgedeckt werden. Lassen Sie bei Ihrer nächsten Gesundenuntersuchung den Status folgender Stoffe mitbestimmen: Serotonin, Tryptophan, Vitamin D, Folsäure, Vitamin B_6, Vitamin B_{12}, Selen, Zink.
- Legen Sie Wert auf Ruhe und Schlaf in einem angemessenen Ausmaß. Außerdem sind positives Denken, das Ausüben von Hobbys und soziale Kontakte mit Familie und Freunden ein wertvoller Schlüssel gegen Müdigkeit und Erschöpfung.

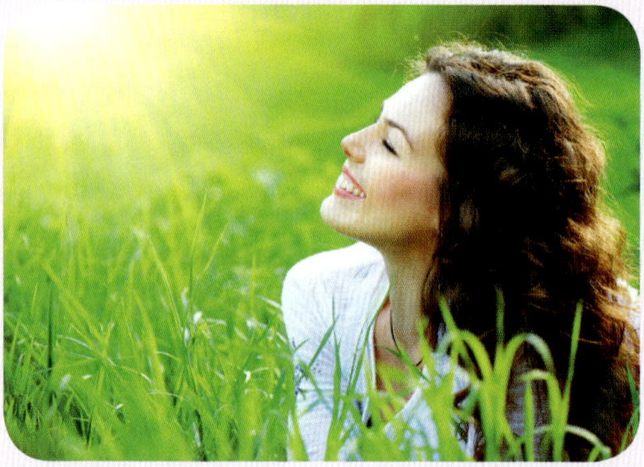

- Wenden Sie regelmäßig das ABC des Wohlbefindens an. Wählen Sie dafür einen beliebigen Buchstaben aus dem Alphabet und versuchen Sie sich möglichst viele Dinge einfallen zu lassen, die mit diesem Buchstaben anfangen und die angenehme Gefühle oder Erinnerungen in Ihnen wecken (z. B. S wie Sonne, Strand, Schokolade etc.). Die Ausschüttung der Glückshormone wird dadurch stimuliert und das Immunsystem Ihres Körpers gestärkt.
- Regelmäßige körperliche Bewegung mit leichter, lang dauernder Belastung (mindestens 40 Minuten dreimal pro Woche) wirkt anregend und führt zu einer Freisetzung des Glücksbotenstoffes Endorphin.

Wichtige Lebensmittel nach TCM

Da Schlafstörungen häufig mit Abgeschlagenheit und Müdigkeit einhergehen, können hier ebenfalls wärmende und stärkende Lebensmittel eingesetzt werden. Die entsprechende Lebensmittelliste finden Sie im Kapitel „Schlafstörungen“ (S. 92).

Rezepte für Getränke

Vitaminkicks bieten frische, selbst gepresste Fruchtsäfte und Smoothies. Diese können zusätzlich mit prickelndem Mineralwasser aufgespritzt werden.

Smoothie

2 kleine Portionen:

- 1 Kiwi
- 1 Apfel
- 1 TL Limettensaft
- 4 EL Orangensaft
- 1 TL Kokosflocken
- 1 EL Cranberrys

Limettensaft auspressen. Apfel schälen, in kleine Stücke schneiden, mit Limettensaft beträufeln.

Kiwi schälen und zusammen mit Apfel und 4 EL Orangensaft fein pürieren. Kokosflocken und Cranberrys unterheben. In kleinen Gläsern servieren.

Heidelbeer-Kokos-Drink

Zutaten für 2 Portionen:

- 150 g Heidelbeeren
- 100 ml Kokosmilch (aus der Dose, ungesüßt)
- Saft einer halben Bio-Limette
- Abgeriebene Schale einer halben Bio-Limette
- 1 EL flüssiger Honig
- 250 ml Sojadrink (mit Calcium)

Alle Zutaten in einem Mixer miteinander pürieren.

Eistee

Zutaten für 1 l Tee:

- 1 l kochendes Teewasser
- 1 Beutel oder 1 gehäufter Esslöffel Schwarz-, Grün-, Mate- oder Matchatee
- 1 Beutel oder 1 gehäufter Esslöffel Früchteteemischung
- Evtl. ein wenig Stevia[1] für eine leichte Süße

Tee mit Zitrone, Limette, Zitronenmelisse oder Minzeblättern verfeinern und nach Belieben ziehen lassen. Anschließend sofort in den Kühlschrank geben und über Nacht kaltstellen. Am nächsten Tag evtl. mit Eiswürfeln genießen.

Top-Tipps bei Wechseljahrbeschwerden

Phytoöstrogene

Die ärztliche Hormontherapie ist eine Form der medizinischen Behandlung von Wechseljahrbeschwerden. Sollten die Beschwerden rund um das Klimakterium nicht sehr stark ausgeprägt sein oder ist aus diversen Gründen keine Hormontherapie erwünscht, können Sie bewusst pflanzliche Hormone – sogenannte Phytoöstrogene – verzehren, um zu versuchen eine Linderung herbeizuführen. Diesbezüglich wurden bereits viele wissenschaftliche Studien durchgeführt: Die Vorteile scheinen darin zu liegen, dass Phytoöstrogene auf den weiblichen Körper sanft modulierend wirken. Dies ist darauf zurückzuführen, dass die Wirksamkeit pflanzlicher Hormone deutlich schwächer ausgeprägt ist als diejenige körpereigener Östrogene. Die Struktur von Phytoöstrogenen ähnelt dem weiblichen Geschlechtshormon 17-ß-Östradiol und kann somit die Andockstellen besetzen, die ursprünglich für das vorherrschende Östrogen vorgesehen waren. Somit können Phytoöstro-

1 Stevia ist ein Süßstoff, der aus Süßkraut oder Honigkraut (Stevia rebaudiana) hergestellt wird. Dieses Süßungsmittel ist als Flüssigkeit, Pulver oder Pastillen erhältlich. Menge lt. Packungsbeilage.

gene für den Ausgleich des „Yin – Yang“ der Hormone eingesetzt und Wechseljahrbeschwerden reduziert werden.

Die Kehrseite der Medaille ist, dass – wie so oft in der Wissenschaft und der Medizin – die Datenlage in Bezug auf die eindeutige Linderung der Wechseljahrbeschwerden nicht ausreichend geklärt ist. Aus diesem Grund können an dieser Stelle nur folgende Empfehlungen abgeben werden:

- Konsumieren Sie keine Phytoöstrogene in Form von Supplementen! Diese scheinen bei Beschwerden rund um das Klimakterium keinen eindeutigen Nutzen aufzuweisen bzw. fehlen die dafür notwendigen Langzeitstudien. Auch eine sichere Einnahmedosis ist bisher noch nicht verlässlich festgelegt worden. Es ist bis heute sogar unklar, ob diese Präparate nicht auch negative Effekte im Körper erzeugen und wie sich diese äußern können.
- Die Menge an Phytoöstrogenen, die in natürlichen Lebensmitteln vorkommt, ist unbedenklich. Des Weiteren tragen Phytoöstrogene im Verbund mit anderen Makro- und Mikronährstoffen zu einer gesunden Ernährung bei und sind gesundheitsförderlich. Somit kann jede Frau individuell für sich testen, ob ihr die pflanzlichen Hormone bei Beschwerden im Klimakterium Linderung verschaffen. Phytoöstrogene befinden sich in über 300 Pflanzenarten. Beispiele dafür sind:
    - **Isoflavone:** sind in Sojabohnen enthalten und können z. B. durch den Verzehr von Sojamilch, Tofu, grünen Sojabohnen, Sojamehl, Miso, Sojapudding, Sojajoghurt etc. aufgenommen werden;
    - **Lignane:** stammen aus Leinsamen, die geschrotet oder am Vorabend eingeweicht und dann mit Müsli, Joghurt oder Fruchtmus verzehrt werden können;
    - **Weitere Phytoöstrogenquellen:** Brokkoli, Kohl, Keimlinge, Sprossen, Granatapfel, Papaya, Alfalfa (Nutzpflanze aus der Familie der Hülsenfrüchtler), Traubensilberkerzen-Wurzel (Hahnenfußgewächs), Hirse, Linsen, Hopfen, div. Teesorten.

Probiotika

Eine gesunde Darmflora hat ebenfalls einen wichtigen Effekt auf die Linderung der Beschwerden. Neben den allgemeinen positiven gesundheitlichen Auswirkungen einer guten Darmflora sind „gute" Darmbakterien für die Aktivierung und Verstoffwechselung der Isoflavone zu hormonwirksamen Reaktionsprodukten zuständig. Die menschliche Darmflora ist nach einer Antibiotikaeinnahme oder Durchfallerkrankungen jedoch meistens gestört. Probiotika aus der Apotheke können Ihnen zum Aufbau eines gesunden Darmmilieus verhelfen.

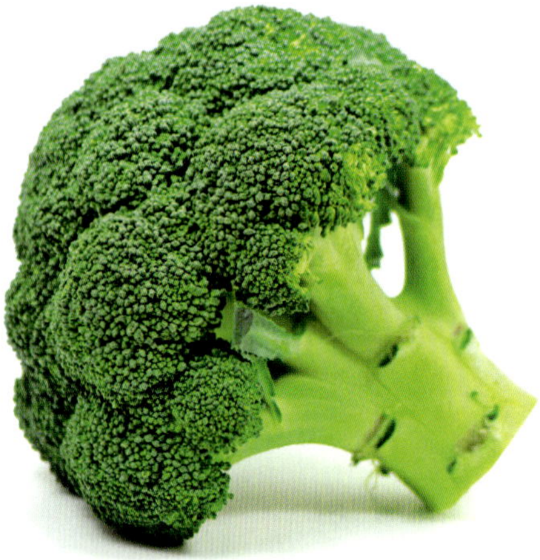

Bioaktive Pflanzeninhaltsstoffe

Der häufige und bewusste Konsum von Gemüse hat infolge der Aufnahme von bioaktiven Pflanzeninhaltsstoffen positive Effekte auf den Hormonhaushalt. Vor allem regionale und saisonale Gemüsesorten weisen die meisten Inhaltsstoffe auf. An dieser Stelle können speziell grüne Gemüsesorten wie z. B. Brokkoli, Kohl, Kren/Meerrettich, Kohlrabi und Kresse genannt werden, da diese sehr reich an bioaktiven Pflanzeninhaltsstoffen wie z. B. Glucosinolaten sind.

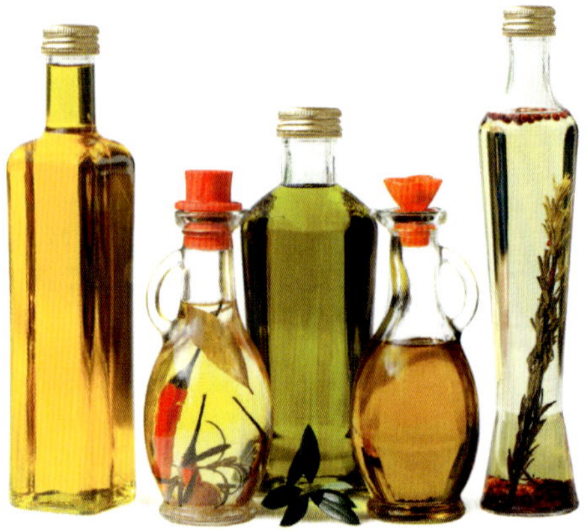

Essenzielle Fettsäuren und Vitamin E

Diese Inhaltsstoffe finden sich vorwiegend in hochwertigen pflanzlichen Ölen und sollen an der Produktion der Hormone beteiligt sein. Empfehlenswerte Öle sind: Leinöl, Weizenkeimöl, Walnussöl, Sojaöl, Distelöl, Kürbiskernöl, Nachtkerzenöl, Schwarzkümmelöl und Olivenöl.

Diverse Kräuter- und Teesorten

Kraut	Wirkungsweise
Mönchspfeffer	Wird vorwiegend bei Zyklus-Unregelmäßigkeiten, Blutungen, Brustspannen und PMS eingesetzt; diese Symptome bestehen häufig auch beim beginnenden Wechsel (siehe Kapitel „PMS“, S. 9)
Frauenmantel und Hirtentäschl	Hilft v. a. in Kombination mit phytoöstrogenhaltigen Lebensmitteln; Beispiel für einen Snack: Butterbrot mit Radieschensprossen, kombiniert mit einer Tasse Frauenmantel- oder Hirtentäschltee. Frauenmanteltee wirkt außerdem tonisierend und ausgleichend auf die Gebärmutter.
Brennnessel	Ausleitend, mineralstoffhaltig
Ringelblume	Aufheiternd, tröstend
Heidekraut	Wärme haltend, tröstend
Himbeerblätter	Milde phytoöstrogene Wirkung, milde Gerbstoffe

Diese Kräuter können einzeln oder als Mischung (zu gleichen Teilen) in der Apotheke gekauft werden. Zubereitung: Pflanzenmischung überbrühen, Aufguss zehn Minuten ziehen lassen, jeweils dreimal täglich eine Tasse trinken.

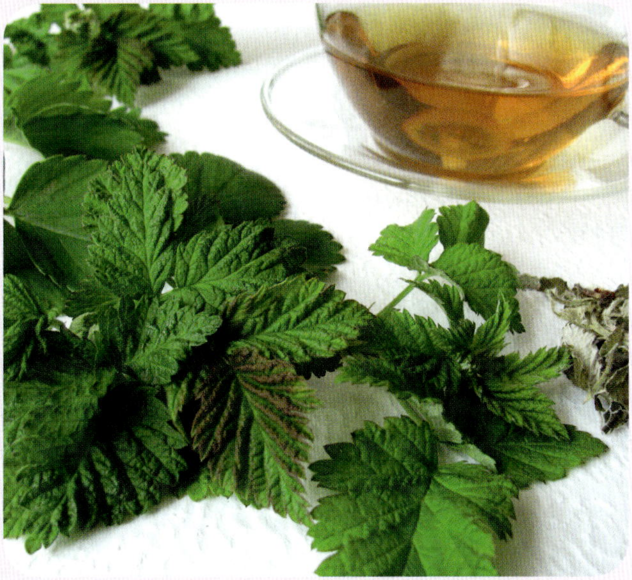

Quellen

Budnowski, A. et al. (2012): Ernährung bei Brustkrebs. Wien: Verlag Wilhelm Maudrich.

Budnowski, A. (2007): Einsatz von Soja-Isoflavonoiden bei der Linderung von Wechseljahrbeschwerden. Seminararbeit. Akademie für Diätdienst und ernährungsmedizinischen Beratungsdienst, Wien.

Döll, M. (2009): Der Frauen-Gesundheitscode. München: Verlagsbuchhandlung Herbig.

FH JOANNEUM/Jahrgang 2007: Ausgewählte Nährstoffe: Kein Einfluss auf Schlafqualität. Bachelorarbeit. Journal für Ernährungsmedizin 13 (4), S. 26.

Maier-Dobersberger, T. (2010): Lebensmittel für die Lebensmitte der Frau. Medizin populär 9 S. 33–36.

Melzer, J. (2004): Komplementärmedizin, Phytotherapie und Sojaisoflavone als Phytoöstrogene. In: Zentralblatt für Gynäkologie 126, S. 138–147.

Rodenbeck, A. (2004): Einfluss der Ernährung auf Stimmung und Schlafverhalten. Bedeutung von Tryptophan im Rahmen der Serotonin-Synthese. Wissenschaftlicher Pressedienst „Moderne Ernährung heute“ 3, S. 1–7.

Rossmanith, W./Rübberdt, W.: Neuroendokrinologie der Menopause: Wie entstehen Hitzewallungen? Journal für Gynäkologische Endokrinologie. [WWW]: http://journaldatabase.org/articles/neuroendokrinologie_der_menopause_wie.html (28. 07. 2013)

Sachse, C./Stolzenberg, R. (2004): Naturheilkundliche Begleitung und Selbsthilfe während der Wechseljahre. In: Jahn, I. (Hg.): Wechseljahre multidisziplinär: was wollen Frauen – was brauchen Frauen. Bremen: Asgard-Verlag, S. 241–251.

Wenzl, R. et al. (2005): Heilsame Nahrung. Leoben: Kneipp-Verlag

Zyriax, B./Windler, E.: Welche Nahrungsergänzungsmittel braucht die Frau nach der Menopause. Journal für Gynäkologische Endokrinologie. [WWW]: http://www.kup.at/journals/summary/10895.html (28. 07. 2013)Im Alter

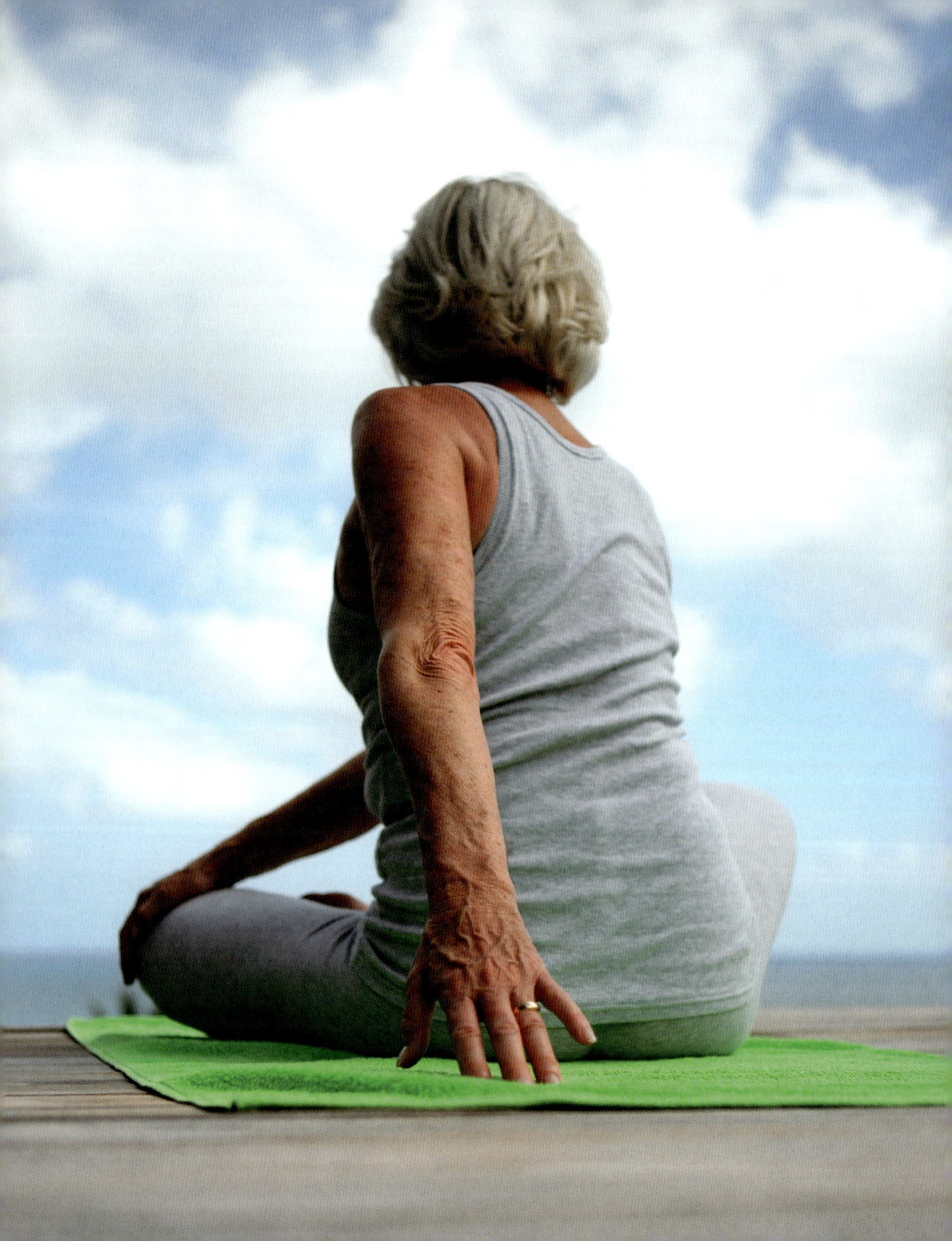

Osteoporose

Worum geht es?

Osteoporose wird zu den häufigsten Volkserkrankungen gerechnet – mehr als 200 Millionen Menschen weltweit leiden darunter. Sie ist durch einen übermäßigen Abbau der Knochensubstanz und durch eine Abnahme der Knochendichte gekennzeichnet. Durch diese Veränderungen ist das Risiko für Knochenbrüche deutlich erhöht. Statistisch gesehen erleidet derzeit eine von drei Frauen im Alter von über 50 Jahren einen Knochenbruch, der durch Osteoporose verursacht ist.

Während des gesamten Lebens wird Knochensubstanz auf-, ab- und umgebaut. Vor der Pubertät verläuft das Knochenwachstum ohne Einfluss von Sexualhormonen. Zu dieser Zeit sind genetische Veranlagungen, die Ernährung (insbesondere Calcium, Vitamin D und Eiweiß) und körperliche Bewegung bedeutsam. Mit Beginn der Pubertät wird der Knochen aber zusätzlich von Sexualhormonen (Östrogen und Testosteron) beeinflusst. Bis zum 30. Lebensjahr überwiegen die Aufbauprozesse und die Knochenmasse nimmt bis zur sogenannten „peak bone mass" (Spitzenknochenmasse) ständig zu. Dies ist das Maximum an Knochenmasse, die während des Lebens erreicht werden kann. Danach vermindert sich die Knochenmasse wieder. Während der Wechseljahre lässt die Produktion der weiblichen Sexualhormone nach. In den Jahren danach kommt es bei Frauen durch den Wegfall der Östrogene zu einer deutlicheren Veränderung (im Sinne einer Verschlechterung) im Knochenstoffwechsel. Der Östrogenmangel führt zu einem gesteigerten Knochenabbau und daher zu einem erhöhten Knochenbruchrisiko.

Was ist wichtig?

Ein Knochenbruch, bedingt durch Osteoporose, muss nicht sein! Vorbeugung durch ausgewogene, calciumreiche Ernährung, ausreichende Versorgung mit Vitamin D, regelmäßige Bewegung und der Einsatz von spezifischen antiosteoporotischen Medikamenten sind die Eckpfeiler einer erfolgreichen Therapie.

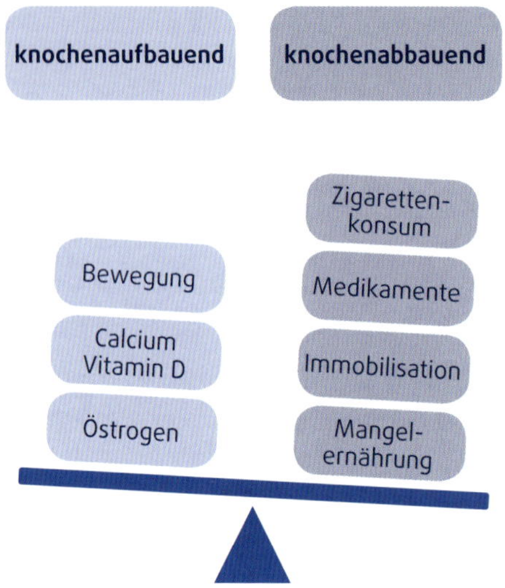

- **Knochenbewusste Ernährung:** Achten Sie v.a. auf eine ausreichende Versorgung mit Calcium, Vitamin D und (pflanzlichem und biologisch hochwertigem) Eiweiß. Lassen Sie auch Ihren Folsäure- und Vitamin-B_{12}-Status bestimmen und sprechen Sie bei einem etwaigen Mangel mit Ihrer behandelnden Ärztin bzw. Ihrem behandelnden Arzt. Speziell im Kindes- und Jugendalter oder in der Schwangerschaft ist eine ausgewogene Ernährung zur Vorbeugung wesentlich. Ein übermäßiger Konsum von Fett, Fleisch, Salz oder Zucker, aber auch einseitige Diäten oder Gewichtsreduktionen können das Osteoporose-Risiko hingegen erhöhen.
- **Machen Sie ausreichend Bewegung:** Laut sportwissenschaftlicher Empfehlungen sollte jeden zweiten Tag 30 bis 45 Minuten Ausdauer- oder Kraftsport betrieben werden. Körperliche Aktivität regt die Bildung von Knochenmasse an und fördert somit die Knochenfestigkeit. Extremer Leistungssport ist kontraproduktiv und führt zur Entmineralisierung des Knochengerüsts.
- **Nutzen Sie die Kraft der Sonne:** Vitamin D wird durch Sonnenbestrahlung (UVB-Strahlen) in der Haut hergestellt. UVB-Strahlen führen jedoch erst ab einer bestimmten Intensität zur Produktion von Vitamin D im Körper. Diese Intensität wird an einem Wintertag etwa in Mittel- oder Nordeuropa kaum erreicht; dadurch kann es zu Mangelzuständen kommen. **Tipp:** Lassen Sie im Zuge Ihrer nächsten Blutkontrolle auch Ihren Vitamin-D-Spiegel bestimmen.

Eventuell ist bei Ihnen aufgrund eines starken Vitamin-D-Mangels eine Supplementierung mittels Vitamin-D-Tropfen nötig.

- **Mäßiger Genuss koffeinhaltiger Getränke:** Laut Untersuchungen können bis zu drei oder vier Tassen Kaffee pro Tag bedenkenlos getrunken werden. Extrem häufiger Genuss von koffeinhaltigen Getränken erhöht jedoch die Ausscheidung von Calcium über die Niere.
- **Nicht rauchen:** Viele schädliche Substanzen im Zigarettentabak lassen das Risiko für Osteoporose – v. a. bei Frauen nach der Menopause – auf das Doppelte ansteigen.
- **Alkoholkonsum mit Augenmaß:** Während geringer und nicht regelmäßiger Alkoholgenuss im Rahmen der gesunden Ernährung laut Studien sogar positive Effekte auf den Körper und auch auf die Knochendichte aufweist, bewirkt übermäßiger Alkoholkonsum das Gegenteil: Er hemmt die knochenaufbauenden Zellen, führt zur Ausscheidung von Calcium aus dem Körper und kann Leberschäden wie auch eine Fehlernährung verursachen.

  Beachten Sie beim Konsum von Alkohol die Empfehlungen für eine gesunde Ernährung: Maximal 300 ml (ein Seidel) Bier bzw. ein Achtel Wein an nicht mehr als fünf Tagen pro Woche. Vermeiden Sie regelmäßigen Alkoholkonsum.
- **Vermeiden Sie Untergewicht:** Während übergewichtige Frauen häufig von Osteoporose verschont bleiben, haben sehr schlanke oder untergewichtige Frauen (BMI von weniger als 20 kg/m^2) ein höheres Osteoporose-Risiko.
- **Sorgen Sie für seelische Ausgeglichenheit:** In depressiver Stimmungslage herrscht im Körper ein höherer Spiegel an Stresshormonen vor (z. B. Kortison). Eventuelle Medikamenteneinnahme, Appetitmangel sowie Fehlernährung und geringere körperliche Betätigung können in diesem Zusammenhang Risikofaktoren für Osteoporose darstellen.

Was können Sie tun?

- Versuchen Sie, Ihren Calciumbedarf über die normale Ernährung zu decken!
- Eine Studie, die bei Frauen nach der Menopause durchgeführt wurde, konnte zeigen, dass Calcium aus Lebensmitteln und Getränken bessere Auswirkungen auf die Knochenbilanz hat als Calcium aus Supplementen. Offensichtlich kann Calcium aus Speisen im Rahmen der normalen Ernährung und in Kombination mit anderen Nährstoffen (also am besten im Rahmen einer Mahlzeit) vom Körper besser aufgenommen werden als aus Präparaten.
- Verzehren Sie täglich einen Viertelliter fettarme Milch oder fett- und zuckerarme Milchprodukte (z. B. Joghurt, Buttermilch, Topfencreme), beispielsweise als Frühstück, Zwischen- oder Spätmahlzeit.
- Konsumieren Sie zwei Scheiben (ca. 50 bis 60 g) fettarmen Käse pro Tag.
- Essen Sie mehrere calciumhaltige Mahlzeiten über den Tag verteilt. Auf diese Weise kann der Darm das Calcium besser verwerten.
- Achten Sie auf eine calciumhaltige Spätmahlzeit. Essen Sie am späteren Abend ein fettarmes Joghurt oder trinken Sie ein Glas fettarme Milch/Buttermilch. Dadurch können Knochenabbauprozesse in der Nacht vermindert werden.
- Essen Sie bevorzugt calciumreiche Gemüsesorten wie z. B. Brokkoli, Fenchel, Lauch und Kohl. Denken Sie daran, dass Calcium wasserlöslich ist und ein großer Anteil davon in das Kochwasser übergeht. Verwenden Sie daher nur wenig Wasser zum Dünsten und gießen Sie das Kochwasser nicht weg, sondern verwenden Sie es für Suppen und Saucen.
- Essen Sie häufig calciumreiches Obst wie Orangen, Kiwi, Feigen, Beerenfrüchte (v. a. Brombeeren, Himbeeren und schwarze Ribisel/Johannisbeeren).

- Trinken Sie calciumreiches Mineralwasser und calciumangereicherte Fruchtsäfte sowie Soja- bzw. Haferdrinks mit Calcium.
- Verwenden Sie Milchprodukte zum Verfeinern von Speisen. Überbacken Sie z. B. Aufläufe und Gratins mit Käse, werten Sie vegetarische Gerichte mit Parmesan und Sesam auf, binden Sie Saucen und Suppen mit Sauerrahm/saurer Sahne, bereiten Sie Salate mit Joghurtdressing zu.
- Gehen Sie beim Würzen sparsam mit dem Salz um. Verwenden Sie dafür mehr calciumreiche Kräuter wie Petersilie, Schnittlauch, Basilikum oder Kresse.
- Essen Sie zweimal pro Woche fettreichen Fisch (auch Dosenfische in Salzlake) wie z. B. Lachs, Makrele, Hering, Sardinen, Saibling.
- Achten Sie auf eine ausreichende Eiweißversorgung durch pflanzliche und biologisch hochwertige Eiweißportionen (siehe Anhang, S. 208).
- Planen Sie bewusst Vitamin-D-reiche Lebensmittel wie Eier, Margarine, fette Fische wie Hering, Makrele etc. in Ihren Speiseplan ein.
- Vermeiden Sie wenn möglich Fast Food, Fertigprodukte, Softdrinks und Genussmittel.

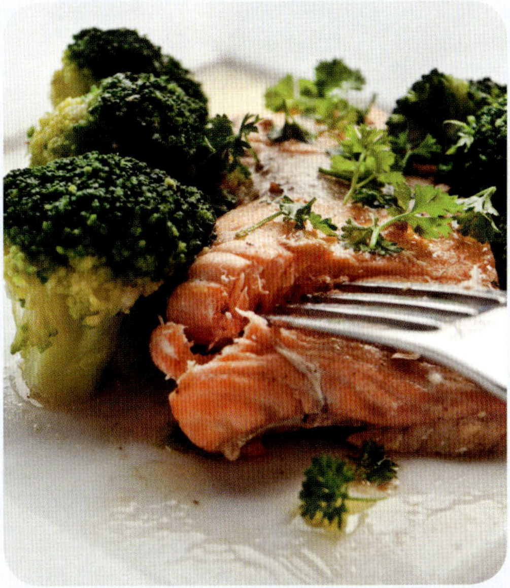

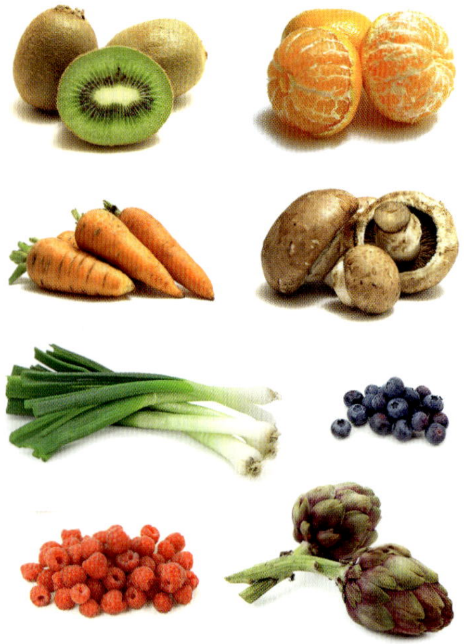

Essen Sie mehr von diesen Lebensmitteln:

Amarant, Artischocken, Austern, Beeren, Bohnen, Brokkoli, Butter, calciumangereicherte Fruchtsäfte, calciumangereicherte Getreidemilch oder -produkte, calciumreiches Mineralwasser, Champignons, Eier, Eierschwammerln/Pfifferlinge, Fenchel, Grünkohl/Wirsing, Haferflocken, Heilbutt, Hering, Karotten, Kiwi, Kohlsprossen/Rosenkohl, frische Kräuter, Kresse, Lachs, Lauch, Mandarinen, Mandeln, Margarine (mit Vitamin D angereichert), Matjesfilet, Mohn, Morcheln, Milch und Milchprodukte, Orangen, Ölsardinen, Quinoa, Sardellen, geräucherten Schellfisch, (Stauden-)Sellerie, Sesam, Steinpilze

Fenchelgratin

Zutaten für 4 Portionen:

- 8 kleine Fenchelknollen
- 2 EL Zitronensaft
- 2 EL Butter
- 200 ml Schlagobers/Sahne
- 100 g Emmentaler Käse, gerieben
- 2 EL Haselnüsse, gehackt
- Salz, Pfeffer

Backofen auf 225° C vorheizen. Fenchelknollen putzen und den harten Strunk entfernen. Den Fenchel grob raspeln und dann in kochendem Salzwasser, mit Zitronensaft gewürzt, ca. 1 Minute blanchieren. Abgießen und gut abtropfen lassen. Eine feuerfeste Auflaufform mit Butter ausfetten. Obers/Sahne steif schlagen, mit geriebenem Emmentaler vermischen und mit Salz und Pfeffer würzen. Die Fenchelraspeln abwechselnd mit der Hälfte des Käse-Sahne-Gemischs in die Form schichten. Den Rest der Käse-Obers-Masse über den Fenchel gießen. Mit gehackten Haselnüssen bestreuen und im heißen Ofen ca. 10 Minuten goldgelb überbacken.

Top-Tipp

Schon mit einer großen Scheibe (ca. 35 g) Emmentaler bzw. Bergkäse oder mit einem Glas Schafmilch können Sie ein Drittel Ihres Tagesbedarfs an Calcium decken. Planen Sie diese Lebensmittel bewusst häufiger in Ihren Speiseplan ein. Runden Sie calciumhaltige Speisen für eine bessere Calciumaufnahme mit Früchten oder Vitamin-C-reichem Gemüse ab (z. B. Apfel-Zimt-Joghurt, calciumreiches Mineralwasser mit Zitronensaft, Grünkohl/Wirsing mit Kartoffeln).

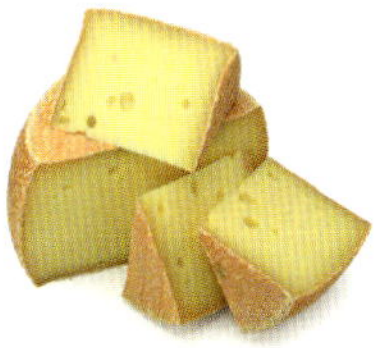

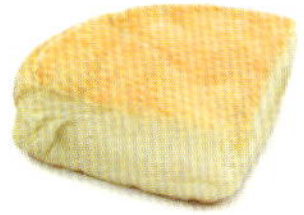

Im Internet

Über Symptome und Therapie von Osteoporose gibt auch ein Film Auskunft: http://www.vielgesundheit.at/filme/krankheitsbilder/filmdetail/video/osteoporose.html

Arthritis und Rheuma

Worum geht es?

Die Weltgesundheitsorganisation (WHO) definiert Rheuma als Überbegriff für Erkrankungen, die an den Bewegungsorganen auftreten und fast immer mit Schmerz und häufig mit Bewegungseinschränkungen verbunden sind. Mehr als 400 Krankheitsbilder sind bekannt, folgende vier Hauptgruppen werden unterschieden:

- Entzündlich-rheumatische Erkrankungen (z. B. rheumatoide Arthritis oder Polyarthritis)
- Degenerative Gelenk- und Wirbelsäulenerkrankungen (vermehrter Abbau der Knorpelsubstanz der Gelenke, bedingt durch Abnützungsprozesse, z. B. Arthrose)
- Weichteilrheumatismus (Reizzustände von Muskeln, Sehnen und Bindegewebe, z. B. Fibromyalgie)
- Stoffwechselerkrankungen mit rheumatischen Beschwerden (z. B. Gicht)

Die richtige Ernährungstherapie wirkt auf die verschiedenen Krankheitsbilder in unterschiedlicher Weise, es gibt also nicht die eine Rheumadiät.

- Bei der rheumatoiden Arthritis können durch die richtige Auswahl von entzündungshemmenden Lebensmittelinhaltsstoffen die Entzündungsprozesse reduziert und Schmerzen gelindert werden.
- Bei degenerativen Veränderungen wirkt, falls Übergewicht besteht, eine Gewichtsreduktion entlastend auf die Gelenke.
- Die Gicht kann sogar durch Fehlernährung ausgelöst werden; hier gilt es, in der Folge auf eine purinarme Ernährung zu achten.

Was ist wichtig?

Die (falsche) Ernährung wirkt bei vielen Erkrankungen aus dem rheumatischen Formenkreis symptomverstärkend – Betroffene können also mit der richtigen Ernährung Symptome lindern. Bei den entzündlich-rheumatischen Erkrankungen wie der rheumatoiden Arthritis gilt es v. a., die Entzündungsreaktion zu bekämpfen. Die rheumatoide Arthritis ist eine Autoimmunerkrankung und trifft Frauen häufiger als Männer. Die Ursachen dafür sind nicht genau bekannt; neben genetischen Faktoren werden Nikotin, Übergewicht und Infektionen des Magen-Darm-Traktes als Ursachen diskutiert. Der Verzehr von gesunden Fettsäuren in fettreichem Seefisch und Olivenöl scheint das Risiko zu senken. Durch den chronisch-entzündlichen Prozess bei dieser Rheuma-Art kommt es zur Schädigung von Gelenkknorpel und knöchernen Strukturen. Bei dieser Entzündungsreaktion sind sogenannte Eicosanoide mitbeteiligt, die durch die Ernährung beeinflusst werden können:

- Entzündungssteigernd wirkt in diesem Zusammenhang die in tierischen Fetten enthaltene Arachidonsäure.
- Omega-3-Fettsäuren (Eicosapentaensäure und Docosahexaensäure) wirken hingegen entzündungshemmend bei Schwellungen, Übererwärmung und Schmerzen.
- Durch die ständige Entzündung gibt es außerdem einen gesteigerten Bedarf an Kalorien, Antiodixantien (Beta-Carotin, Vitamin C und E, Selen, Flavonoide) und Zink im Vergleich zu Gesunden.

Im Gegensatz dazu ist die Gicht eine Stoffwechselerkrankung, die Männer häufiger betrifft als Frauen. Hier ist es wichtig, Übergewicht abzubauen und die Harnsäurewerte im Blut zu normalisieren. Die körpereigene Harnsäure wird durch die Zufuhr von Purinen aus der Nahrung gesteigert. Diese sind vorwiegend in Fleisch, Fleischprodukten und Alkohol enthalten. Ziel ist es, die Purinaufnahme auf 170 mg pro Woche zu senken.

Klinische Symptome von Arthrose – v. a. in der Hüfte oder in den Kniegelenken – bessern sich durch eine moderate Gewichtsreduktion bei Übergewicht, die durch eine ausgewogene Reduktionskost erreicht werden sollte. Kommt zur Gelenksabnützung eine entsprechende entzündliche Komponente hinzu, gelten dieselben Empfehlungen wie bei der rheumatoiden Arthritis.

Was können Sie tun?

Ernährungstherapie bei entzündlich-rheumatischen Erkrankungen

- Halten Sie vorwiegend eine ovo-lakto-vegetabile Ernährung (vegetarische Kost, bei der Eier, Milch und Milchprodukte erlaubt sind) mit maximal zwei Portionen Fleisch oder Wurst sowie maximal zwei Eiern pro Woche ein. Verzichten Sie nicht völlig auf Fleisch, um die Versorgung mit wichtigem Eisen sicherzustellen. Meiden Sie aber besonders fettreiche tierische Lebensmittel (z. B. Schweineschmalz, Leber) sowie Schweine- und Rindfleisch, da diese Sorten besonders viel Arachidonsäure enthalten.
- Setzen Sie zweimal pro Woche fettreichen Meeresfisch wie Hering, Lachs oder Makrele auf den Speiseplan.
- Verwenden Sie für die Zubereitung der Speisen Raps-, Soja-, Walnuss-, Weizenkeim- oder Leinöl.
- Fünf Portionen Obst und Gemüse pro Tag sorgen für eine ausreichende Versorgung mit antioxidativen Nährstoffen. Greifen Sie v. a. zu Sorten, die reich sind an:
  - Beta-Carotin: Süßkartoffeln, Karotten, Kürbis, Marillen/Aprikosen, Pfirsiche, Spinat, Mangold, Blattsalate, Tomaten;
  - Vitamin C: Paprikaschoten, Zitrusfrüchte, Beerenobst, Ananas, Kohlrabi, Brokkoli, Kartoffeln;
  - Vitamin E: Weizenkeimöl, Vollkorngetreide, Nüsse und Samen;
  - Selen: Hirse, Hafer, Fisch, Geflügel, Steinpilze, Eier;
  - Flavonoide wie Quercetin oder Anthocyane: Zwiebeln, Tomaten, Brokkoli, Marillen/Aprikosen, Weintrauben, Heidelbeeren, Melanzani/Auberginen, Himbeeren, Kirschen, Erdbeeren;

  - Zink: Nüsse, Weizenkeime, Vollkorngetreide, Bohnen, Milchprodukte.
- Täglich 500 ml fettarme Milch, Joghurt, Buttermilch oder Topfen/Quark für starke Knochen. Achten Sie auf einen geringen Fettgehalt – vollfette Milchprodukte enthalten mehr Arachidonsäure!
- Diverse Lebensmittel wie Fleisch, verschiedene Getreide-, Gemüse- oder Obstsorten können bei manchen Menschen Schübe auslösen. Führen Sie ein Ernährungsprotokoll und wenden Sie sich damit an einen Diätologen oder eine Diätologin zur qualifizierten Ernährungsberatung. Auf keinen Fall sollten Sie aus Angst bestimmte Lebensmittel einfach weglassen; dies kann leicht zu Mangelernährung führen!
- Die Einnahme von Fischölkapseln (reich an Omega-3-Fettsäuren) über eine Dauer von mind. drei Monaten hat sich bewährt. Mit den Kapseln sollten täglich ca. 900 mg Eicosapentaensäure aufgenommen werden. Danach sind zur Effekterhaltung meist 300 mg ausreichend, die mit zwei Portionen Fisch pro Woche abgedeckt werden können. Sprechen Sie hochdosierte Vitamin-, Mineralstoff- oder Fischöl-Supplemente stets mit Ihrer Ärztin oder Ihrem Arzt ab!
- Brennnessel-, Weidenrinden- oder Teufelskrallentee wirken entzündungshemmend. Trinken Sie mehrere Tassen täglich.

Ernährungstherapie bei degenerativen Gelenkbeschwerden

- Hier steht v. a. die Gewichtsabnahme bei Übergewicht im Vordergrund. Bitte lesen Sie dazu im Kapitel „Übergewicht“ nach (S. 194)!
- Die Teufelskralle wirkt entzündungshemmend und schmerzstillend; ihre Anwendung wird bei Arthrose empfohlen. Tabletten oder Kapseln bekommen Sie rezeptfrei in der Apotheke. Alternativ können Sie sich auch aus 1 EL geschnittener Wurzel und 300 ml kochendem Wasser einen Tee bereiten, diesen acht Stunden ziehen lassen und dann kurz vor den Hauptmahlzeiten schluckweise trinken.

Ernährungstherapie bei Gicht und Hyperurikämie

- Wenn Sie unter Übergewicht leiden, sollten Sie Ihr Gewicht reduzieren. Achtung jedoch bei Fastenkuren, da bei zu schneller Gewichtsreduktion der Harnsäurespiegel im Blut ansteigt und Beschwerden auslösen kann.
- Trinken Sie mindestens zwei Liter kalorien- und zuckerarme Getränke täglich.
- Obst und Gemüse sollten die Basis Ihrer Ernährung bilden. Essen Sie maximal eine Portion Fisch (150 g), Fleisch (100 g) oder Wurst (50 g) pro Tag.

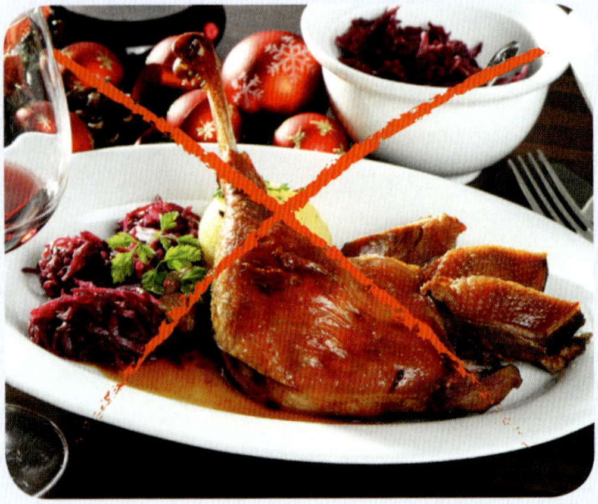

- Meiden Sie besonders purinreiche Lebensmittel (Fleisch- und Wurstwaren, Innereien, Tierhaut, z. B. Haut bei Grillhuhn, Kruste bei Braten, Hülsenfrüchte, Rindsuppe, Hühnersuppe).
- Bevorzugen Sie purinarme bzw. -freie Eiweißquellen wie magere Milch und Milchprodukte oder Eier.
- Meiden Sie Alkohol, weil dadurch die Harnsäureausscheidung gehemmt und die -bildung gesteigert wird.
- Gichtanfälle treten v. a. nach extremen Harnsäurebelastungen auf! Vermeiden Sie daher Exzesse, üppige Feierlichkeiten und extreme Fastenkuren!
- Colchicin ist ein Wirkstoff aus der Herbstzeitlose und wirkt rasch bei akuten Gichtanfällen. In der Apotheke sind Fertigpräparate auf Rezept erhältlich. Achtung: Halten Sie die Dosierungsvorschriften genau ein! Es besteht ansonsten Vergiftungsgefahr!

Für den **Weichteilrheumatismus**, wie z. B. die Fibromyalgie, empfiehlt sich eine abwechslungsreiche, gesunde Kost nach der Österreichischen Ernährungspyramide (siehe Anhang, S. 203).

Vollkornspaghetti mit Lachs und Rucola-Blattsalat

Zutaten für 4 Portionen:

- 500 g Vollkornspaghetti
- 300 g Cocktailtomaten
- 300 g Wildlachsfilet
- Saft einer Zitrone
- 4 EL Olivenöl
- 2 Knoblauchzehen
- 2 EL Balsamico-Essig
- 1 Bund Basilikum
- 1 Bund Majoran
- 100 g Parmesan
- Salz, schwarzer Pfeffer aus der Mühle
- 200 g Rucola-Blattsalat
- Marinade: 2 EL Weizenkeimöl, Essig, Salz, Pfeffer, Senf

Nudeln nach Anleitung kochen. In der Zwischenzeit das Lachsfilet würfeln und mit Zitronensaft und Salz würzen. Kräuter abzupfen und klein schneiden, Tomaten halbieren. Knoblauch schälen und fein hacken. Öl in einer Pfanne erhitzen, Lachswürfel darin anbraten, Tomaten und Knoblauch dazugeben und 1 Minute zugedeckt ziehen lassen. Kräuter und Essig untermengen und mit Salz und Pfeffer abschmecken. Nudeln abgießen und unter den Lachs geben. Mit geriebenem oder gehobeltem Parmesan und mit dem marinierten Rucola-Blattsalat servieren.

Top-Tipp

Machen Sie sich Ihren eigenen Rheumatee! Mischen Sie 50 g Brennnessel, 50 g Holunderblüten, 50 g Weidenrinde, 20 g Süßholz und 10 g Wacholderbeeren zusammen. Bereiten Sie täglich drei Tassen aus einem Esslöffel dieser Mischung zu: Übergießen Sie die Kräuter mit 200 ml kochendem Wasser und lassen Sie den Tee zehn Minuten ziehen.

Im Internet

Über Diagnose und Therapie der rheumatoiden Arthritis gibt auch ein Film Auskunft: http://www.vielgesundheit.at/filme/krankheitsbilder/filmdetail/video/rheumatoide-arthritis.html

Vergesslichkeit und Demenz

Worum geht es?

Bereits ab Mitte zwanzig werden Gehirnzellen abgebaut. Dies macht sich nicht sofort in der Gedächtnisleistung bemerkbar, doch ab ca. 40 Jahren bemerken wir kleine Beeinträchtigungen in der Merkfähigkeit. Das Gehirn altert also mit uns, jedoch sorgen ein guter Lebensstil mit gesunder Ernährung, regelmäßiger Bewegung, sozialer Aktivität und geistiger Stimulation auch für längere geistige Fitness. Neben dem physiologischen Nachlassen der Gehirnleistung im Alter gibt es auch krankhafte degenerative Veränderungen des Gehirns, allen voran die Alzheimer Demenz. Frauen sind davon doppelt so häufig betroffen wie Männer.

Was ist wichtig?

Fettleibigkeit, Diabetes mellitus, Nikotinkonsum, Bluthochdruck und erhöhte Blutfettwerte sind die wichtigsten beeinflussbaren Risikofaktoren für die Alzheimer Demenz. Diese Faktoren verursachen auch Arteriosklerose und sind durch die Ernährung stark steuerbar. Aber auch Stress und die daraus resultierende Entzündungsreaktion im Körper können sich negativ auf das Gehirn auswirken. In der Menopause bemerken Frauen häufig eine Verschlechterung ihrer Gedächtnisleistung. Da der Körper einer Frau im Wechsel einiges an Veränderung miterlebt, bedeutet dies zunächst Stress für ihn, und dieser kann vorübergehend unsere Gehirnkapazität „anzapfen".

Studien zeigen, dass eine mediterrane Ernährung das Risiko einer Demenzerkrankung senken kann. Die darin enthaltenen Nährstoffe (v. a. Antioxidantien, Folsäure und Omega-3-Fettsäuren) wirken sich positiv und unterstützend auf den Gehirnstoffwechsel aus und hemmen Entzündungen. Auch in Fällen von beginnender bis leichter Demenz kann eine mediterrane Diät die Symptome lindern.

Was können Sie tun?

- Obst und Gemüse helfen, die geistige Leistungsfähigkeit im Alter zu erhalten. Durch täglichen Verzehr davon können Sie Ihr Demenzrisiko sogar um 30 % senken! Obst und Gemüse sollten daher die Basis Ihrer Ernährung sein. Greifen Sie v. a. zu Sorten, die reich an Antioxidantien sind:
  - Beta-Carotin: Süßkartoffeln, Karotten, Kürbis, Marillen/Aprikosen, Pfirsiche, Spinat, Mangold, Blattsalate, Tomaten;
  - Vitamin C: Paprikaschoten, Zitrusfrüchte, Beerenobst, Ananas, Kohlrabi, Brokkoli, Kartoffeln;
  - Vitamin E: Weizenkeimöl, Vollkorngetreide, Nüsse und Samen;
  - Selen: Hirse, Hafer, Fisch, Geflügel, Steinpilze, Eier;
  - Flavonoide wie Quercetin oder Anthocyane: Zwiebeln, Tomaten, Brokkoli, Marillen/Aprikosen, Weintrauben, Heidelbeeren, Melanzani/Auberginen, Himbeeren, Kirschen, Erdbeeren.
- Lassen Sie Ihren Folsäure-Status im Blut kontrollieren. Folgende Lebensmittel sind reich an Folsäure: Linsen, Bohnen, Spinat, Erbsen, Artischocken, Brokkoli, Beerenfrüchte, Vollkorngetreide.
- Ballaststoffhaltige Lebensmittel senken Ihren Cholesterinspiegel: Vollkorngetreide, Flohsamen, Leinsamen, Kleie, Hülsenfrüchte. Steigern Sie die Mengen langsam, sonst kann es zu Flatulenzen (Blähungen) kommen!
- Verwenden Sie für die Zubereitung ihrer Speisen Olivenöl (ein bis zwei Esslöffel pro Tag).
- Nüsse, Samen und Avocados enthalten wertvolle Fettsäuren. Knabbern Sie zwischendurch ca. zwei Esslöffel Nüsse, Sonnenblumen- oder Kürbiskerne bzw. essen Sie eine halbe Avocado.
- Kaufen Sie halbfette Milch und Milchprodukte. Käse sollte maximal 35 % F.i.T. (Fett in der Trockenmasse) enthalten.
- Setzen Sie ein- bis zweimal pro Woche fettreichen Meeresfisch wie Hering, Lachs oder Makrele auf den Speiseplan.

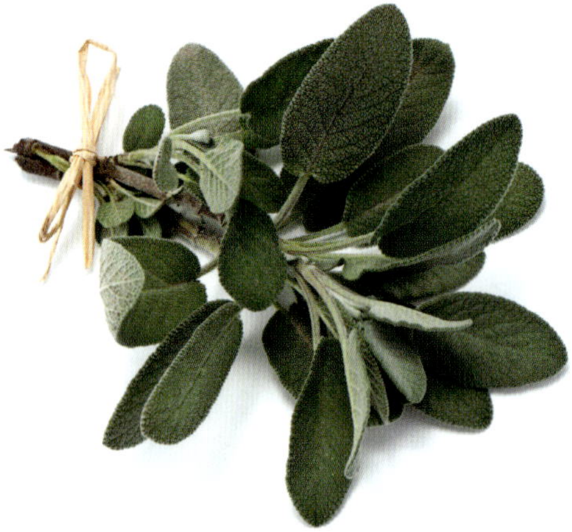

- Essen Sie maximal zwei- bis dreimal pro Woche Fleisch (120 g pro Portion) oder Wurst (50 g pro Portion) und bevorzugen Sie Geflügel. Rotes Fleisch (Rindfleisch, Schweinefleisch, Lamm, Wild) sollte nur selten verzehrt werden.
- Einige Kräuter und Gewürze (z. B. Kurkuma, Salbei, Rosmarin) besitzen Wirkstoffe, die vor Alzheimer Demenz schützen können. Essen Sie häufiger Currygerichte (Currypulver enthält Kurkuma), würzen Sie mit Rosmarin und trinken Sie öfter mal einen Salbeitee.
- Meiden Sie den häufigen Verzehr von Lebensmitteln, die eine große Menge an Glutamat enthalten und somit „umami“[2] schmecken. Oft ist Glutamat als Geschmacksverstärker u. a. in pikanten Fertig- und Tiefkühlprodukten, Salat- und Würzsoßen, Fertigsuppen, Gewürzmischungen, Suppenwürze, asiatischen Gerichten und Hefeextrakten zu finden. Dieser Geschmacksstoff kommt zwar natürlicherweise auch in verschiedenen Lebensmitteln vor, soll laut Kritikern bei häufigem Konsum der oben genannten Produkte jedoch das Auftreten von Demenz begünstigen.
- Lecithin ist eine natürliche Verbindung in Lebensmitteln, die bei einem bewussten Verzehr die Gedächtnisleistung verbessern soll. Eine Supplementierung kann laut heutigem Forschungsstand aus Humanstudien jedoch nicht empfohlen werden. Der Konsum von lecithinreichen Lebensmitteln kann positive Effekte auf die Denkleistung haben: Dazu gehören Hülsenfrüchte (z. B. Erdnüsse), Hefe und Pflanzenöle (z. B. Roggenkeimöl, Sojaöl, Lupinenöl, Weizenkeimöl), Eigelb, Soja, Fleisch und Fisch.

---

2 Japanisch 旨味, dt. „fleischig und herzhaft, wohlschmeckend“; zählt neben süß, sauer, bitter und salzig als fünfter Geschmackssinn.

- Studien haben gezeigt, dass Menschen, die regelmäßig kleine Mengen an Rotwein trinken (ein kleines Glas an maximal fünf Tagen der Woche), ein deutlich niedrigeres Risiko haben, an Alzheimer zu erkranken. Bleiben Sie jedoch bei kleinen Portionen. Größere Mengen an Alkohol können zu einem Demenzanstieg führen!
- Mehr als zwei Tassen grüner Tee täglich helfen Ihnen dabei, geistig fit zu bleiben.
- Hören Sie auf zu rauchen.
- Führen Sie einen aktiven Lebensstil mit ausreichend Sport und Bewegung, sozialen und geistigen Aktivitäten.
- Im Frühstadium der Demenz zeigt neben einer mediterranen Diät der Einsatz von speziellen Trinknahrungspräparaten einen positiven Einfluss. Am österreichischen und deutschen Markt ist in der Apotheke die Zusatznahrung Suvenaid® erhältlich, die eine Nährstoffkombination zur Unterstützung der Synapsenbildung (Verknüpfung zwischen zwei Nervenzellen) enthält. Sprechen Sie mit Ihrer Ärztin oder Ihrem Arzt über die Anwendung!
- Gingko fördert die Durchblutung des Gehirns, verbessert die Gedächtnisleistung und kann das Voranschreiten der Alzheimer Demenz verlangsamen. Die Anwendung von standardisiertem Gingkoblätterextrakt wird daher bei Demenz und Konzentrationsschwäche empfohlen. Nehmen Sie 120 bis 140 mg davon ein, verteilt auf zwei bis drei Portionen pro Tag. Entsprechende Tabletten oder Tropfen bekommen Sie rezeptfrei in der Apotheke.

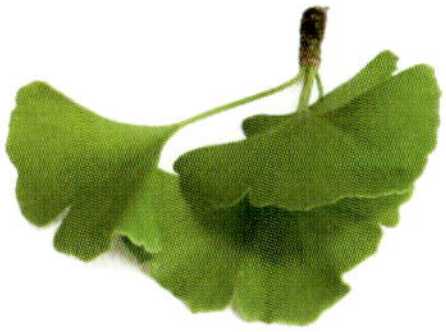

Essen Sie mehr von diesen Lebensmitteln:

Vollkorngetreide, Spinat, Blattgemüse, Beerenobst, Trauben, Meeresfisch, Olivenöl, Weizenkeimöl, Nüsse, Wasser

Exotisches Curryhuhn mit Risi e Bisi

Zutaten für 4 Portionen:

- 500 g Hühnerfilet
- 2 Jungzwiebeln
- 2 kleine Zwiebeln
- 400 g Karotten
- 2 rote Paprikaschoten
- 50 g Mandelstifte
- 2 Knoblauchzehen
- 120 ml Rindsuppe
- 5 Ananasscheiben (Dose)
- 1 TL Ingwer, klein gehackt
- 1 EL Stärkemehl
- Rapsöl
- 1 EL Curry
- Salz
- 250 g Reis (Rohgewicht)
- 120 g Erbsen (frisch oder tiefgekühlt)

Hühnerfleisch waschen, trockentupfen und in 0,5 cm dicke, kleine Stücke schneiden. Zwiebeln und Knoblauch schälen, fein hacken. Karotten schälen und in feine Streifen schneiden. Paprika putzen und würfelig schneiden. Mandelstifte in ganz wenig Öl hell anrösten und beiseite stellen. Ananas in kleine Stücke, Jungzwiebeln in feine Ringe schneiden. 2 EL Öl in einer großen Pfanne erhitzen, Fleisch darin anbraten, leicht salzen und dann herausnehmen. Zwiebel, Knoblauch und Ingwer in 1 EL Öl kurz anbraten, Curry zugeben und mitrösten. Karotten und Paprika untermengen, salzen und 1 Minute braten. Dann Fleisch und Ananasstücke zugeben, alles mit Suppe aufgießen und zugedeckt ca. 3 Minuten köcheln lassen. 1 EL Stärkemehl mit etwas kaltem Wasser verrühren, unter das Fleisch geben und aufkochen. Zum Schluss mit Mandeln und Jungzwiebeln vermischen. Reis laut Packungsangabe zubereiten. Erbsen in ein wenig Salzwasser bissfest dünsten und mit dem fertig gegarten Reis zu einem Risi e Bisi vermengen. Curry-Huhn mit Risi e Bisi servieren.

Top-Tipp

Das Gehirn muss regelmäßig mit Energie versorgt werden. Um Tiefs vorzubeugen, essen Sie regelmäßig mindestens drei Mahlzeiten pro Tag. Übrigens: Kaffee und Schokolade steigern Leistung und Wohlbefinden nur für kurze Zeit!

Herzschwäche, hoher Blutdruck und Venenleiden

Worum geht es?

Durch Ablagerungen – sogenannte Plaques – an den Wänden der Blutgefäße kann es zu Durchblutungsstörungen kommen. Je älter wir werden, desto mehr dieser Ablagerungen gibt es, was in der Folge zur Arteriosklerose führen kann, einer entzündlich-degenerativen Veränderung der Arterienwände. Als Folge können koronare Herzkrankheit (KHK), Herzinfarkt, Schlaganfall, periphere Durchblutungsstörungen und Aneurysmen entstehen. Aber nicht nur das Alter spielt eine Rolle, auch ein ungesunder Ernährungs- und Lebensstil schädigt Herz und Blutgefäße. Vor allem Menschen mit erhöhtem LDL-Cholesterin, Diabetes mellitus, Übergewicht, erhöhtem Blutdruck oder erhöhten Harnsäurewerten sind gefährdet.

Was ist wichtig?

Das Positive ist: Sie können viel tun, um Ihr persönliches Herz-Kreislauf-Risiko zu senken! Die Ernährung spielt eine wesentliche Rolle bei der Entstehung dieser Erkrankungen, daher hat eine herzgesunde Ernährung und anti-atherogene Kost vielfältige positive Auswirkungen auf Ihren Körper: Blutfettwerte, Blutdruck und Thromboseneigung werden gesenkt, der Herzrhythmus und die Entzündungsprozesse an der Gefäßwand verbessern sich und die Zellen sprechen besser auf Insulin an. Das Hauptaugenmerk liegt auf der Fettqualität und -zusammensetzung – grundsätzlich hat nicht die Menge der Fette einen Einfluss auf Herz-Kreislauf-Erkrankungen, sondern ihre Art.

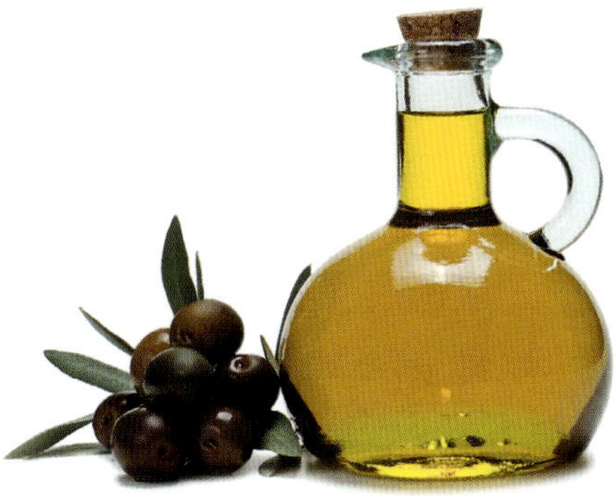

Fett ist also nicht gleich Fett:

Fettart	Hauptlieferanten	Empfohlener Verzehr	Wirkung auf das Herz-Kreislauf-System
Gesättigte Fettsäuren	Butter, Schlagobers/Sahne, Schweineschmalz und Fleisch, Kokosfett, Palmfett	Maximal ⅓ der Fettzufuhr	☹
Einfach ungesättigte Fettsäuren	Olivenöl, Nüsse, Samen, Oliven	Restliche Fettzufuhr	☺
Mehrfach ungesättigte Fettsäuren ➻ Omega-3-Fettsäuren ➻ Omega-6-Fettsäuren	 ➻ Raps-, Lein-, Soja- oder Walnussöl, fetter Fisch (z. B. Makrele, Lachs, Hering), Leinsamen, Avocado ➻ Maiskeim-, Sonnenblumen-, Distel- oder Kürbiskernöl	Restliche Fettzufuhr Wichtig: Zufuhr von Omega-3-Fettsäuren erhöhen, Omega-6-Fettsäuren senken	☺
Transfettsäuren	Entstehen durch übermäßiges Erhitzen von Pflanzenölen beim Überschreiten des jeweiligen Rauchpunktes, z. B. beim Braten (Anm.: Rapsöl kann gut erhitzt werden) und bei der künstlichen Härtung von pflanzlichen Ölen: in Backwaren, Fertigprodukten, Fast-Food-Produkten, Knabbereien und Snacks	Maximal 1 % der Gesamtfettzufuhr	☹

Weitere Lebensmittelinhaltsstoffe mit Wirkung auf das Gefäßsystem:

Inhaltsstoffe	Wirkung	Hauptlieferanten
Ballaststoffe	Senken den Cholesterinspiegel, haben einen längeren Sättigungseffekt und lassen den Blutzucker langsamer ansteigen	Vollkorngetreide, Obst und Gemüse, Hülsenfrüchte
Salz	Bindet Wasser im Körper und wirkt sich bei Bluthochdruck ungünstig aus	Kochsalz, Brot, Gebäck, Wurst, Käse, Fertiggerichte, Fast Food, Knabbereien
fettarme Milch und Milchprodukte	Positive Auswirkungen auf die Herzfunktion aufgrund des Calciumgehaltes und der Proteinstruktur, die als natürlicher ACE-Hemmer[3] fungiert	Halbfettmilch, Käse bis 35 % F.i.T., Magerjoghurt, Buttermilch, Topfen/Quark bis 20 % F.i.T.
Magnesium	Wirkt gefäßerweiternd	Vollkorngetreideprodukte, Geflügel, Fisch, Kartoffeln, Bohnen, Linsen, frische grüne Kräuter, Beerenobst und Bananen
Polyphenole	Kardioprotektive Wirkung	Farb- und Geschmacksstoffe in Obst und Gemüse

Folsäure, Vitamin B_6 und Vitamin B_{12} werden aufgrund ihres homocysteinsenkenden Effekts als herzgesunde Nährstoffe diskutiert, doch ist die Studienlage für allgemeine Empfehlungen hier nicht eindeutig genug.

Was können Sie tun?

Grundlage der Ernährung sollte die gesunde Ernährung nach der österreichischen Ernährungspyramide (siehe Anhang, S. 203) sein.

3 ACE-Hemmer sind blutdrucksenkende Arzneimittel, die u.a. nach einem Herzinfarkt, bei Bluthochdruck und bei Herzinsuffizienz verschrieben werden.

Sport und Bewegung stellen die zweite wichtige Säule des herzgesunden Lebensstils dar.

- Gehen Sie sparsam mit tierischen Fetten wie Innereien, fettreichen Fleisch- und Wurstwaren (Speck, Salami, Extrawurst, Leberkäse) oder fettreichen Milchprodukten (Schlagobers/Sahne, Crème fraîche, Sauerrahm/saure Sahne, Käse über 35 % F. i. T.), Schmalz, Butter sowie Kokosfetten um.

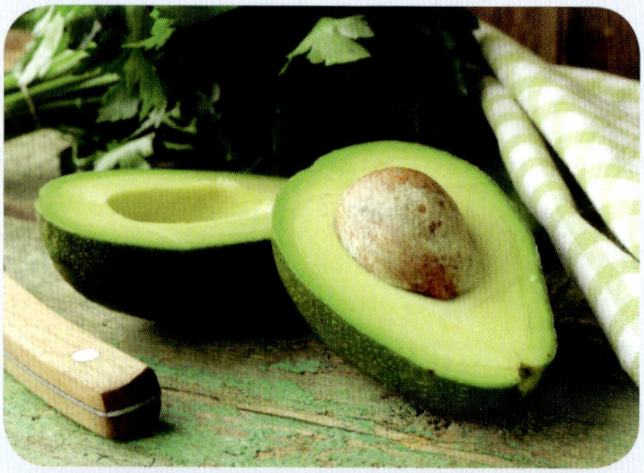

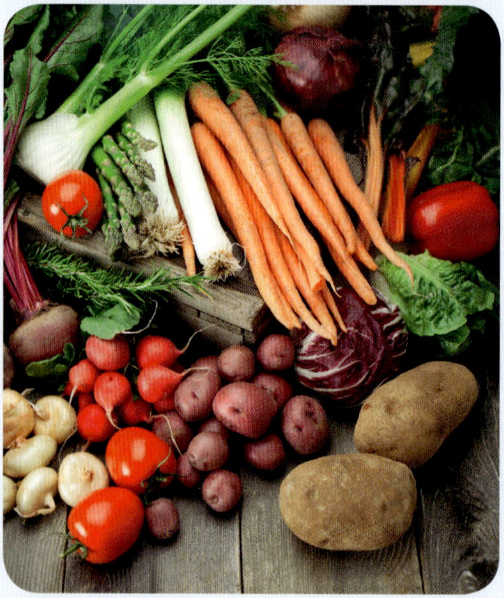

- Genießen Sie täglich Nüsse, Avocados, Oliven- oder Rapsöl zur optimalen Versorgung mit gefäßschonenden Fetten.
- Die gesunden und herzschützenden Omega-3-Fettsäuren sind in fettreichen Meeresfischen (Makrele, Hering, Sardine, Wildlachs) enthalten – sie sollten ein- bis zweimal pro Woche auf dem Speisplan stehen. Wenn Sie keinen Fisch mögen, sollten Sie sich als Alternative Fischölkapseln besorgen. Achten Sie auf Präparate mit ausreichender Menge an Eicosapentaensäure (EPA) und Docosahexaensäure (DHA), nämlich 1 g täglich.
- Meiden Sie den Konsum von Transfettsäuren in Form von Fast Food, Chips, Frittierfetten, fettreichen Backwaren. Vor allem Blätter- und Plunderteiggebäck enthält viel von diesen schlechten Fetten.
- Fünf Portionen Obst, Gemüse und Hülsenfrüchte pro Tag – dann sind Sie mit den wichtigen Vitaminen, Mineralstoffen und Antioxidantien versorgt. Sorgen Sie für eine bunte Mischung und Abwechslung je nach saisonalem und regionalem Angebot. Laut Studien senkt jede Portion

Obst und Gemüse pro Tag das Risiko für Herzerkrankungen um 4 %! Außerdem haben Hülsenfrüchte positive Effekte auf Ihre Herzgesundheit, da sie „schlechte" Fette im Darm binden, sodass diese großteils wieder ausgeschieden werden.

- Magnesium sorgt für erweiterte Gefäße und schützt das Herz. Achten Sie darauf, dass Sie diesen Mineralstoff täglich in Form von Vollkorngetreideprodukten, Geflügel, Fisch, Kartoffeln, Bohnen, Linsen, frischen grünen Kräutern, Beerenobst und Bananen zu sich nehmen.
- Fettarme Milch und Milchprodukte sollten täglich in Ihren Speiseplan integriert werden: zwei Portionen Joghurt, Milch, Buttermilch, Sauermilch, Topfen/Quark oder Frischkäse und eine Portion Schnitt- oder Hartkäse mit maximal 35 % F. i. T.
- Verwenden Sie Flohsamen zur Ballaststoffanreicherung bei hohem Cholesterinspiegel. Lassen Sie ein bis zwei Esslöffel in etwas Wasser oder Joghurt ein bis zwei Stunden quellen.
- Bitterschokolade, Erdnüsse, Granatäpfel, echter Kakao, Rotwein, Tee und Weintrauben sind voller Polyphenole. Sie vermindern Ablagerungen in Gefäßwänden und beugen Arteriosklerose vor.
- Gegen Arteriosklerose und hohe Cholesterinwerte helfen auch Zwiebel und Knoblauch. Sie wirken blutdrucksenkend und durchblutungssteigernd. Verwenden Sie eine Knoblauchzehe bzw. eine halbe Zwiebel täglich zum Würzen Ihrer Speisen oder frisch gequetscht oder geschnitten zu Brot und Salat.
- Verwenden Sie zur Zubereitung Ihrer Speisen viele frische Kräuter und wenig Salz. Wenn Sie wenig Fertiggerichte und -saucen kaufen und auch weniger zu Brot und Gebäck, Käse, Wurst und salzigen Knabbereien greifen, senken Sie Ihren Salzkonsum drastisch. **Tipp:** Bei Tisch nicht nachsalzen!
- Ein Normalgewicht mit einem BMI von unter 25 kg/m^2 ist anzustreben. Bei Übergewicht ist eine kalorienreduzierte Mischkost empfehlenswert, wobei eine langsame Gewichtsreduktion von maximal 500 g pro Woche anzustreben ist. Von Fastenkuren und

einseitigen Diäten ist wegen der zusätzlichen Kreislaufbelastung abzuraten (siehe Kapitel „Übergewicht", S. 194).

- Trinken Sie ausreichend Flüssigkeit von mindestens eineinhalb Liter täglich, wenn von der Ärztin oder dem Arzt nicht anders empfohlen.
- Achten Sie auf körperliche Bewegung. Regelmäßige körperliche Aktivität kann das Risiko einer Herz-Kreislauf-Erkrankung deutlich senken. Sie müssen keine Sportskanone sein – alleine schon zügiges Gehen (30 Minuten an fünf Tagen pro Woche) kann vieles bewirken.
- Verzichten Sie auf Nikotin und trinken Sie Alkohol nur in Maßen.
- Beim Spezialfall einer Therapie mit einem Phenprocoumon-Präparat (z. B. Marcoumar®) gilt: Generell sollten cumarinhaltige Medikamente auf Ihren Ernährungsstil abgestimmt werden. Einige Lebensmittel weisen jedoch einen sehr hohen Vitamin-K-Gehalt auf, sie können die Blutgerinnung beeinflussen und die Einstellung des Medikaments durcheinander bringen. Folgende Gemüsesorten müssen Sie nicht vollständig von Ihrem Speiseplan streichen, jedoch sollten Sie sie nicht täglich und/oder in großen Mengen verzehren: Brokkoli, Fenchel, Grünkohl/Wirsing, Jungzwiebeln, Knoblauchgranulat, Kresse, Mangold, Spinat und Zwiebeln (frisch sowie getrocknet). Fragen Sie Ihre behandelnde Ärztin oder Ihren behandelnden Arzt bei Unklarheiten!

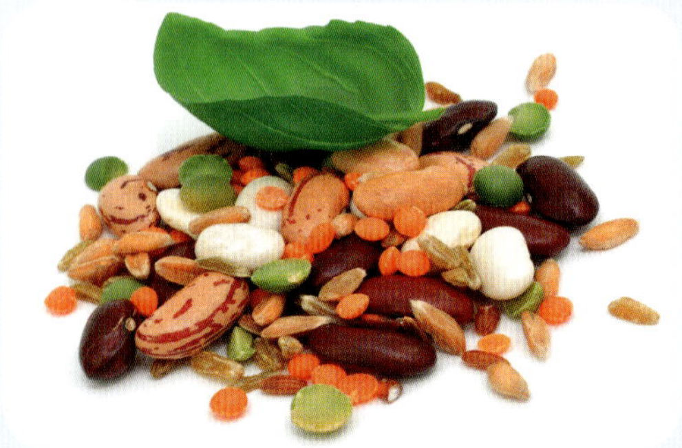

Essen Sie mehr von diesen Lebensmitteln:

Fisch, fettarme Milch, magere Milchprodukte, Nüsse, Avocados, Oliven- oder Rapsöl, Bitterschokolade, Granatäpfel, Weintrauben, Zwiebeln, Knoblauch, Linsen, Bohnen, Vollkorngetreide

Linsen mit Semmelknödeln

Zutaten für 4 Portionen:

Linsensauce:

- 400 g getrocknete Linsen
- 2 EL Sesamöl
- 1 Zwiebel
- 2 kleine Lorbeerblätter
- Frische Petersilie
- Etwas Zitronensaft

Einmach:

- 4 EL Sesamöl
- 1 EL Mehl (glatt)
- Salz
- Suppenwürze
- Thymian

Semmelknödel:

- 4 altbackene Semmeln
- 40 g Margarine oder Butter
- 1 Zwiebel
- Frische Petersilie
- 2 Eier
- Ca. 200 ml Milch
- Salz
- 2 gehäufte EL Mehl

Linsen auslesen, waschen und am Vortag oder einige Stunden vorher in der 3- bis 4-fachen Wassermenge einweichen. Petersilie waschen und Blätter von den Stängeln abzupfen. Zwiebel schälen, halbieren, fein hacken und mit dem Sesamöl in einer tiefen Pfanne anrösten. Linsen mit dem Einweichwasser hineingeben und mit den Lorbeerblättern sowie ein paar Petersilienstängeln weich kochen. Erst nach dem Weichkochen salzen und mit einem Spritzer Zitronensaft säuern!

In einem kleinen Topf Sesamöl erhitzen, Mehl zufügen, goldgelb anrösten, kurz vom Herd nehmen, langsam mit Linsensud aufgießen, mit der Schneerute glattrühren, würzen und die sogenannte „Einmach“ ca. 20 Minuten langsam verkochen lassen. Der Linsensauce beifügen, mit Suppenwürze, Salz, Thymian und Zitronensaft würzen und ziehen lassen.

Semmeln würfelig schneiden. Zwiebel fein hacken und in Fett glasig anrösten. Eier, Milch und Salz mit dem Schneebesen verquirlen, mit den Semmelwürfeln, der angerösteten Zwiebel und den fein gehackten Petersilienblättern gut vermischen und die Masse ziehen lassen. Nach Bedarf Mehl zufügen, eine Rolle formen, in gleichmäßige Stücke aufteilen und mit nassen Händen Knödel formen. Salzwasser aufkochen lassen, die Knödel einlegen und 10 Minuten offen kochen lassen.

Die Linsensauce mit den fein gehackte in Petersilienblättern verfeinern und die frischen Knödel dazu servieren.

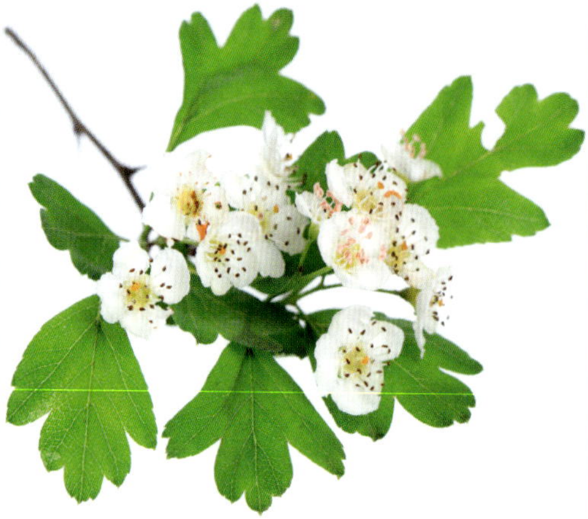

Top-Tipp

Die sekundären Pflanzenstoffe des Weißdorns weiten die Gefäße und fördern die Durchblutung, die Kontraktionskraft sowie die Entspannung des Herzmuskels. Sie wirken bei Herzinsuffizienz, nervösen Herzbeschwerden, Blutdruckproblemen und Arteriosklerose. Drei Teelöffel Weißdornblätter mit 500 ml kochendem Wasser überbrühen, zehn Minuten ziehen lassen und über den Tag verteilt trinken.

Haben Sie Geduld! Die positive Wirkung tritt erst nach ein bis zwei Monaten ein!

Quellen

AGES (2012): Ernährungsmärchen Teil 10: Lecithin fördert Gedächtnis und Konzentration. [WWW]: http://www.springermedizin.at/artikel/25506-ernaehrungsmaerchen-teil-10-lecithin-foerdert-gedaechtnis-und-konzentration (07. 10. 2013)

Bauer, J. (2007): Food Cures. New York: Rodale.

Beliveau, R./Gingras, D. (2011): Gesund mit Rotwein, Lachs, Schokolade & Co. München: Kösel-Verlag.

Budnowski, A. et al. (2012): Ernährung bei Osteoporose. Wien: Maudrich.

DGE (2008): Rheumadiät. [WWW]: http://www.dge.de/modules.php?name=News&file=article&sid=827 (17. 06. 2013)

Dietrich, K. (2004): Glutamat: Harmlos oder Nervengift? [WWW]: http://www.ugb.de/lebensmittel-im-test/glutamat-nebenwirkungen/ (19. 08. 2013)

Döll, M. (2009): Der Frauen-Gesundheitscode. München: Herbig Verlagsbuchhandlung.

Ernährungs-Umschau (2003): Glutamat in Lebensmitteln. [WWW]: http://www.ernaehrungs-umschau.de/suche/?id=1230 (19. 08. 2013)

Grünwald, J./Jänicke, C. (2011): Grüne Apotheke. München: GU.

Ledochowski, M. (Hg.) (2010): Klinische Ernährungsmedizin. Wien: Springer.

Olaf, A./Schnurr, C. (2008): Ernährung bei rheumatischen Erkrankungen. Ernährungs-Umschau 12, S. 734–740.

Schauder, P./Ollenschläger, G. (2006): Ernährungsmedizin. München: Urban & Fischer.

Steven, C. et al. (2012): An Update on the Cardiovascular Pleiotropic Effects of Milk and Milk Products. The Journal of Clinical Hypertension 15 (7, July) 2013, S. 503–510.

Thaipisuttikul, P./Galvin, J. (2012): Use of medical foods and nutritional approaches in the treatment of Alzheimer's disease. Clin Pract (Lond) 9 (2, March), S.199–209.

Xinhua, Q. (2013): Magnesium and the Risk of Cardiovascular Events: A Meta-Analysis of Prospective Cohort Studies. PLoS One 8 (3), e57720.

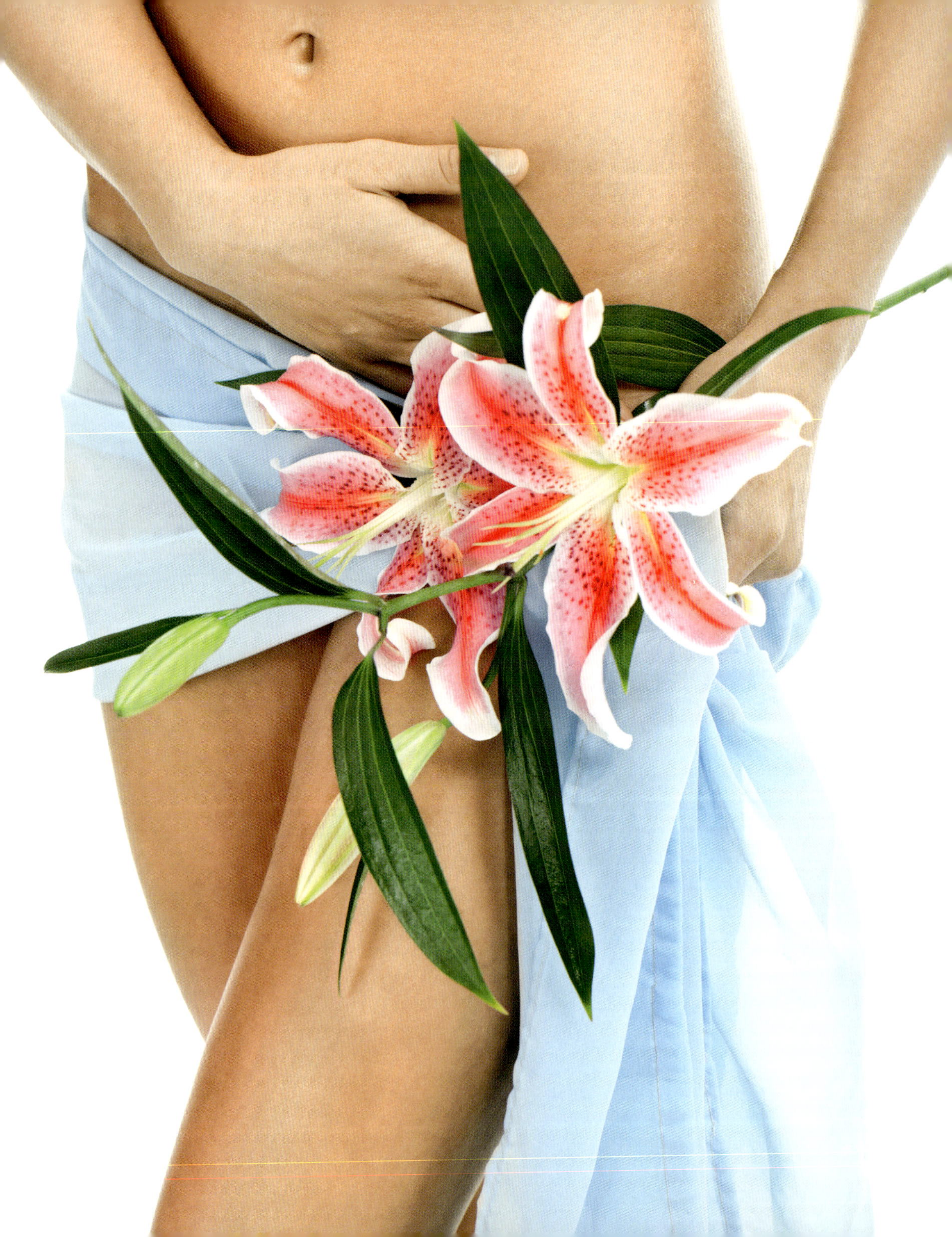

Organe im Ungleichgewicht

Candida

Worum geht es?

Das Thema „Candida“ wird bis heute ziemlich widersprüchlich diskutiert. Die Verfechter der „Anti-Pilz-Diät“ sind davon überzeugt, dass der Nachweis der Besiedelung des Darmes mit dem Hefepilz Candida albicans eine Erklärung für etliche gesundheitliche Probleme sein kann. Dazu zählen u.a. Juckreiz (oft im Afterbereich), Hunger auf Süßes, chronische Müdigkeit, Infektanfälligkeit (besonders chronische Nebenhöhlenentzündungen), Depressionen, Hauterkrankungen, Migräne, Magen-Darm-Beschwerden etc. In einem solchen Fall soll eine bestimmte Diät, die v.a. auf dem Verzicht von jeglichem Zucker basiert, die Beseitigung der Darmpilze ermöglichen.

Das Problem dabei ist: Es gibt bisher kaum wissenschaftliche Beweise für die Berechtigung der Anti-Pilz-Diät. Eine Besiedelung des Magen-Darm-Traktes mit dem Hefepilz Candida albicans liegt bei ca. 70 % aller Menschen vor. Laut Schulmedizin muss der Nachweis von Candida im Stuhl nicht gleichzeitig mit einer Infektion des Darmes einhergehen und erfordert bei gesunden Personen keine therapeutischen Maßnahmen. In der Regel ist die Besiedlung mit diesem Pilz ungefährlich; unter bestimmten Bedingungen (z.B. bei Diabetes mellitus, in der Schwangerschaft, bei Chemotherapie, Krebs, bei der Einnahme von Antibiotika oder Cortison oder bei einem geschwächten Immunsystem) können diese Pilze allerdings zu schweren Erkrankungen und Infektionen führen.

Nach dem heutigen Kenntnisstand hält die Wissenschaft es für möglich, dass die Hefepilzbesiedelung eine der Ursachen für das

Reizdarmsyndrom bzw. für allergische Reaktionen ist. Es existieren leider keine aktuellen Studien, die diese Theorie eindeutig bestätigen würden.

Was ist wichtig?

Schwere Pilzinfektionen sind grundsätzlich nur durch antimykotische (= gegen Pilze wirkende) Medikamente unter ärztlicher Betreuung zu behandeln. Es gibt aber auch Maßnahmen, die begleitend eingesetzt werden können. Dazu zählen sowohl der Aufbau der Darmflora durch probiotische Präparate als auch hygienische Maßnahmen zur Vermeidung der Neuinfektion mit Pilzen – etwa häufiges Wechseln und Auskochen der Handtücher und der Wäsche, Wechseln der Zahnbürste alle drei Wochen, Auskochen bzw. Desinfizieren der Zahnbüste nach jedem Gebrauch).

Für die gesicherte Aussage, dass die Pilze durch eine Anti-Pilz-Diät eliminiert werden können, fehlen eindeutige Studien.

Auf jeden Fall ist es jedoch sinnvoll, durch eine ballaststoffreiche, zuckerreduzierte Mischkost die Darmflora zu stabilisieren. Die Therapie mit antimykotischen Medikamenten wirkt auch besser in Kombination mit dieser Kost. Im Vordergrund soll eine vollwertige, ausgewogene Ernährung mit reichlich Vollkornprodukten, Kartoffeln, Hülsenfrüchten, Gemüse, geeigneten Obstsorten sowie gesäuerten Milchprodukten (Buttermilch, Joghurt, Kefir, probiotischen Milchprodukten) bzw. milchsauer eingelegtem Gemüse stehen. Empfohlen wird die Diät vier bis sechs Wochen einzuhalten.

Zuckerlieferanten jeder Art sollten während der Diät so weit wie möglich eingeschränkt werden. Achten Sie besonders auf Fertigprodukte, weil „zuckerfrei" nicht immer den Verzicht auf alternative Zuckerquellen bedeutet. Die einzige Zuckerart, die bei Candidabefall eine für den Darm günstige Wirkung hat, ist Laktose (Milchzucker) – sofern keine Laktoseintoleranz vorliegt.

Was können Sie tun?

Versuchen Sie für die Dauer der Diät überwiegend aus den Lebensmitteln der linken Spalte der folgenden Tabelle zu wählen:

Günstig ☺	Besser meiden ☹
Getränke	
➵ Bohnenkaffe, schwarzer Tee und Kräutertees ➵ Mineral- und Leitungswasser ➵ Gemüsesäfte ohne Zuckerzusatz ➵ Lightgetränke mit Süßstoff (ohne Zuckerzusatz)	➵ Softdrinks, Limonaden ➵ Fruchtsäfte ➵ Alkohol jeder Art, v. a. Bier, Wein und Liköre
Süßmacher	
➵ Künstliche Süßstoffe (Aspartam, Acesulfam, Saccharin, Cyclamat) ➵ Stevia ➵ Milchzucker (Laktose)	➵ Haushaltszucker, Staubzucker, Honig, Traubenzucker ➵ Fruktose, Birkenzucker, Malzzucker, Glucosesirup, Maltodextrin ➵ Zuckeraustauschstoffe (Xylit, Sorbit, Isomalt, Maltit) ➵ Birnendicksaft, Ahornsirup
Milchprodukte	
➵ Sauermilchprodukte (Joghurt natur, Kefir, Sauermilch, Buttermilch, Acidophilusmilch) ➵ Sauerrahm/saure Sahne, Schlagobers/-sahne, Crème fraîche ➵ Frischkäse, Cottage Cheese, Schnittkäse, Schmelzkäse und Weichkäse	➵ Gesüßte Milchprodukte wie Fruchtjoghurt, Pudding, Topfencremes und Eis ➵ Schimmel- und Edelpilzkäse

Günstig ☺	Besser meiden ☹
Brot/Backwaren	
Brote ohne Hefe, mit Natursauerteig oder Backferment: z. B. Sauerteig-Roggen-Vollkornbrot (ohne Malzzusatz), ballaststoffangereicherte Sauerteigbrote (ohne Malzzusatz)	Hefehaltige Brotaufstriche, Brot und Gebäck aus Hefeteig Weißbrot und Weißmehlerzeugnisse
Fleisch/Wurst/Fisch	
Alle Fleisch- und Wurstsorten, die ohne Honig oder Zucker zubereitet wurden Alle Meeres- und Süßwasserfische, Meeresfrüchte, Fischkonserven im eigenen Saft und in Öl	Paniertes Fleisch und panierten Fisch
Fette und Öle	
Alle kalt gepressten Pflanzenöle (v. a. Olivenöl, Walnussöl, Leinöl) Raffinierte Pflanzenöle, Margarine, Butter, Schmalz	
Getreide und Beilagen	
Alle Getreidesorten als Schrot, Vollkornmehl oder -grieß, Hafer-, Weizen-, Roggen- und Hirseflocken, Hafer- und Weizenkleie, Kartoffeln, Amarant, Quinoa, Buchweizen	Gezuckertes Müsli Frühstückcerealien
Gemüse	
Alle frischen und tiefgefrorenen Gemüsesorten wie z. B. Knoblauch, Zwiebeln, Kresse (starke „Anti-Pilz-Wirkung"!), Lauch, Rettich, Hülsenfrüchte, Avocado, Karfiol/Blumenkohl, Brokkoli, Karotten, Fenchel, Zucchini, Melanzani/Auberginen, Gurken, Kohlrabi, Pilze etc. Milchsaures Gemüse (z. B. Sauerkraut, Bohnen)	Gemüsekonserven mit Zuckerzusatz

Günstig ☺	Besser meiden ☹
Obst	
➸ Kleine Mengen zuckerarmer Obstsorten wie Limette, Mandarinen, Pfirsich, Marillen/Aprikosen, Mango, Brombeeren, Himbeeren, Zuckermelonen, Papaya und Nektarinen	➸ Trockenobst, Fruchtsäfte ➸ Süße Obstsorten wie Datteln, Bananen, Weintrauben, Süß- und Sauerkirschen, Granatapfel, Heidelbeeren, Ribisel/Johannisbeeren, Apfel, Birne, Kaki, Kiwi, Litschi
Sojaprodukte	
➸ Tofu, Sojadrink natur, Sojamehl, -granulat und -flocken, Sojafleisch und -wurst	➸ Gesüßte Sojaprodukte: Sojadrink, Sojadesserts
Nüsse und Samen	
➸ Alle Nüsse, Mandeln und Samen, Mandelmus, Erdnussbutter, ungesüßtes Nussmus aus dem Reformhaus	
Eier	
➸ Eier in jeder Form	➸ Süße Eierzubereitungen mit Zucker

Im Anschluss an die Therapie ist es sinnvoll, die Darmflora wieder aufzubauen, um eine erneute zu starke Besiedelung des Darmes mit Hefepilzen zu verhindern. Konsumieren Sie mehr milchsauer vergorene Lebensmittel wie Brottrunk (in Drogerien und Reformhäusern erhältlich), Joghurt, Buttermilch, Sauermilch und Sauerkraut. Sie können auch Präparate aus der Apotheke einsetzen, die Milchsäurebakterien, Bifidokeime und Colibakterien enthalten. Günstig sind Mischungen aus mehreren Bakterienstämmen.

Essen Sie mehr von diesen Lebensmitteln:

Sauerkraut, Sauerkrautsaft, Joghurt, Kefir, Sauermilch, Buttermilch, Lauch, Schnittlauch, Knoblauch, Brokkoli, Kresse, Chinakohl, Kohl, Kohlrabi, Radieschen, Rucola, Rettich, Kohlsprossen/Rosenkohl, Vollkornbrot, Vollkornnudeln

Kohlrabi-Carpaccio

Zutaten für 2 Portionen:

- 2 Kohlrabi
- 1 Karotte
- 1 Frühlingszwiebel
- 1 Stange Stangensellerie
- 3 EL Sonnenblumenöl
- Saft einer halben Zitrone
- ½ Kästchen Gartenkresse
- Salz, weißer Pfeffer

Karotte, Frühlingzwiebel und Selleriestange putzen und fein hacken. Kresse abschneiden. Aus Öl, Zitronensaft, Salz, Pfeffer und Kresse eine Marinade herstellen und das gehackte Gemüse damit vermischen. Kohlrabi schälen und in hauchdünne Scheiben schneiden oder hobeln. Auf dem Teller verteilen und mit Marinade übergießen.

Top-Tipp

Mit folgenden Lebensmitteln können Sie zusätzlich den pH-Wert des Darmes senken und somit die natürliche Abwehrbarriere erhöhen:

- Lebensmittel, die Allicin enthalten (Bärlauch, Knoblauch, Lauch, Schnittlauch)
- Lebensmittel, die Glucosinolate enthalten (Brokkoli, Chinakohl, Kapuzinerkresse, Kraut, Kren/Meerrettich, Kresse, Kohl, Kohlrabi, Kohlsprossen/Rosenkohl, Radieschen, Rettich, Rucola, Sauerkraut, Senf, Wasabi)
- Sauermilchprodukte
- Apfelessig (mit lauwarmem Wasser auf nüchternen Magen getrunken)
- Sauerkrautsaft (ein Glas morgens)

Harnwegsinfekte und Blasenentzündung (Zystitis)

Worum geht es?

Infektionen der unteren Harnwege gehören zu den häufigsten Frauenleiden. Es handelt sich hier meist um eine unkomplizierte Entzündung der Harnblase, die mit Schmerzen beim Wasserlassen und einem häufigen und plötzlich auftretenden Harndrang bei wenig gefüllter Blase einhergeht. Laut Untersuchungen erlebt jede zweite Frau mindestens einmal im Leben eine Harnweginfektion. Jede fünfte Frau zwischen 20 und 54 Jahren leidet sogar ein- bis dreimal im Jahr darunter. Meist betrifft es jüngere, sexuell aktive Frauen, aber auch ältere Frauen über 75 Jahren.

Der Grund dafür, dass eine Zystitis meist Frauen betrifft, liegt in der menschlichen Anatomie. Die Harnröhre ist bei Frauen etwa vier Zentimeter kürzer als bei Männern; somit können Bakterien schneller in die Harnblase vordringen. Zusätzlich erhöht die direkte Nähe von Vagina und Darmöffnung die Gefahr von Schmierinfektionen. Hormonschwankungen während der Schwangerschaft und nach der Menopause (ein erniedrigter Östrogenspiegel bewirkt eine geringere Abwehrfunktion der Schleimhaut) sowie die Verwendung eines Diaphragmas können eine Zystitis begünstigen.

Eine häufige Ursache für Blasenentzündungen sind Darmbakterien, in 80 % der Fälle Escherichia coli. Die Erkrankung wird begünstigt durch Geschlechtsverkehr, Kälte, Nässe, Stress, aber auch mangelnde Intimhygiene. Wiederholt auftretende Harnwegsinfekte können auch durch Diabetes mellitus, Gicht, ein geschwächtes Immunsystem oder Dehydration des Körpers gefördert werden.

Was ist wichtig?

Nur in unkomplizierten Fällen dürfen Sie eine Selbstmedikation durchführen. Eine unkomplizierte Zystitis erkennen Sie daran, dass Sie die Beschwerden nur beim Wasserlassen haben (keine Krämpfe und extreme Schmerzen), aber ansonsten keine dumpfen Schmerzen im Nierenbereich auftreten, auch kein Fieber und kein Schüttelfrost. Sollte der Harn verfärbt oder blutig sein, müssen Sie sofort Ihre Ärztin oder Ihren Arzt aufsuchen, ebenso wenn die Beschwerden länger als fünf Tage andauern. Außerdem dürfen Sie keine Therapie auf eigene Faust durchführen, wenn Sie schwanger sind, ein geschwächtes Immunsystem haben oder unter Diabetes mellitus leiden.

Sehr wichtig sind:

- Hygiene: Reinigen Sie die Region von Scheide und After ausschließlich „von vorne nach hinten“, um die Keime aus dem Darmbereich nicht in die Harnwege zu verschleppen. Vermeiden Sie auch übertriebene Reinigung (Intimsprays oder Scheidenspülungen), damit sich die natürliche, schützende Bakterienflora ausbilden kann. In der Apotheke sind spezielle Reinigungsemulsionen und -schäume zu finden, die beim Aufbau eines gesunden Scheidenmilieus hilfreich sein können. Entleeren Sie die Blase nach dem Geschlechtsverkehr.
- Wärme: Wer zu häufigen Infekten neigt, sollte jegliche Unterkühlung meiden. Halten Sie den Unterleib warm, sitzen Sie nur auf warmem Untergrund, ziehen Sie gleich nach dem Schwimmen Ihre nassen Badesachen aus und sorgen Sie auch für warme Füße!
- Stärkung des Immunsystems: Achten Sie auf eine ausgewogene, vitaminreiche Ernährung, tägliche Bewegung an der frischen Luft, ausreichend Schlaf und Stressabbau bei psychischer Belastung.
- Ausreichende Trinkflüssigkeit: Sie benötigen mindestens zwei Liter Flüssigkeit pro Tag, um die Bakterien aus der Blase auszuspülen. Trinken Sie bevorzugt Wasser und stilles, mineralstoffarmes Mineralwasser sowie ungezuckerte Kräutertees.

Meiden Sie dabei Kaffee, schwarzen Tee sowie kohlensäurehaltige und gezuckerte Getränke. Trinken Sie Nieren- und Blasentees nicht zur Vorbeugung – sie eignen sich nur für die akute Therapie.

Was können Sie tun?

Viele Studien haben die unterstützende Wirkung von Preiselbeeren bewiesen, da sie verhindern können, dass die Escherichia-coli-Bakterien an der Blasenwand haften bleiben. Trinken Sie über mehrere Monate hinweg 50 bis 100 ml Preiselbeersaft täglich – so können Sie Ihr Risiko für eine Blasenentzündung bis zu 20 % senken. Auch die häufige Einnahme von Antibiotika kann durch die präventive Wirkung von Preiselbeeren verringert werden. Kaufen Sie in der Apotheke oder im Reformhaus den Direkt- oder Muttersaft mit 100 % Fruchtgehalt – er hat die stärkste Wirkung.

Auch der regelmäßige Verzehr von Fruchtsäften (v. a. aus Beerenfrüchten) sowie fermentierten probiotischen Milchprodukten wie z. B. Joghurt, Acidophilusmilch oder Sauermilch soll das Risiko einer Harnwegsinfektion senken.

Bestimmte Lebensmittel können die Harnausscheidung (Diurese) zusätzlich anregen. Essen Sie mehr wassertreibendes Gemüse (wie Kartoffeln, Lauch, Selleriewurzeln, Spargel) und Obst (Birnen, Erdbeeren, Ribisel/Johannisbeeren, Hagebutte) und verwenden Sie harntreibende Gewürze wie Borretsch, Liebstöckel, Petersilie, Rosmarin und Wacholder.

Eine andere Möglichkeit bietet die sogenannte „Schaukeldiät“, die das Milieu in den Harnwegen vom Alkalischen ins Saure verändert und damit verschiedenen Krankheitserregern die Lebensgrundlage nimmt. Bei dieser Diät, die ca. drei Wochen dauert, wird alle drei Tage zwischen basenreicher Ernährung (mit viel Kartoffeln, Kräutern, Hülsenfrüchten, Gemüse, Obst, Trockenfrüchten und Soja) und säurebildenden Lebensmitteln (reichlich Eier, Fisch, Fleisch, Käse, Wurst und Weißmehlprodukte) abgewechselt.

Was Sie im Falle einer akuten Entzündung machen können

- Sobald Sie die ersten typischen Anzeichen einer Blasenentzündung erkennen, spülen Sie die Blase gut durch. Kochen Sie sich eine große Kanne ungesüßten Goldrutenkrauttee, den sie schluckweise trinken, und legen Sie sich mit einer Wärmflasche auf dem Bauch ins Bett. Verwenden Sie echtes Goldrutenkraut – das wirkt krampflösend, entzündungshemmend und harntreibend.
- Meiden Sie Kaffee, schwarzen Tee sowie Alkohol; diese Getränke reizen die Harnwege stark.
- Trinken Sie 200 ml Preiselbeersaft mit Wasser verdünnt über den Tag verteilt bzw. nehmen Sie Preiselbeerpräparate aus der Apotheke ein.
- Halten Sie Ihren Nierenbereich sowie den Unterleib warm. Ziehen Sie warme Unterwäsche sowie Wollsocken an.
- Rezeptfreie ätherische Öle in Kapselform aus der Apotheke können den Harnfluss fördern und die Symptome lindern. Früh genug eingenommen, können sie unter Umständen das Ausbrechen einer Entzündung verhindern.

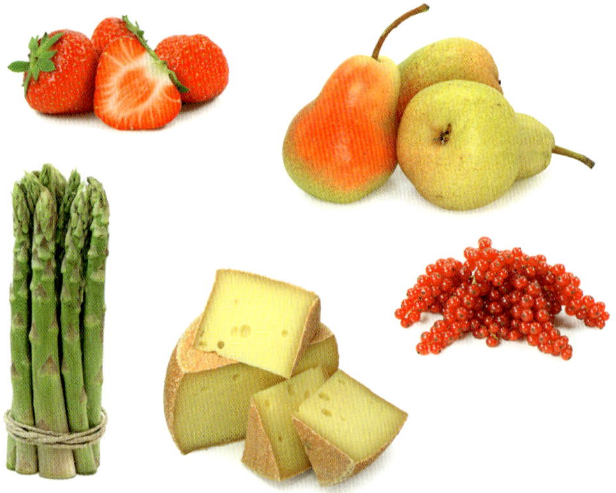

Essen Sie mehr von diesen Lebensmitteln:

Kartoffeln, Spargel, Selleriewurzeln, Lauch, Hülsenfrüchte, Fisch, Käse, Birnen, Erdbeeren, Ribisel/Johannisbeeren, getrocknete Preiselbeeren, Preiselbeersaft, Sauermilch, Joghurt, Rosmarin, Petersilie, Liebstöckel und Wacholder

Erdbeer-Spargel-Salat

Zutaten für 4 Portionen:

500 g Spargel
2 EL Zitronensaft
1 TL Honig
250 g Erdbeeren
100 g Vogerl-/Feldsalat
2 EL Balsamico-Essig
4 EL Petersilie, gehackt
Frische Kräuter nach Belieben (ohne Schnittlauch), gehackt
1 TL brauner Zucker
2 EL Walnussöl

Aus dem Balsamico-Essig, 1 EL Petersilie, den klein gehackten Kräutern, Zucker und Walnussöl eine Marinade herstellen. Spargel waschen, schälen, die holzigen Enden großzügig abschneiden und die Spargel in ca. 2 cm lange Stücke schneiden. Wasser mit Zitronensaft und Honig aufkochen, die Spargelstücke hineingeben und etwa 10 Minuten köcheln lassen, bis das Gemüse weich ist. Herausnehmen und abtropfen lassen, dann heiß zur Marinade geben und darin kalt werden lassen. Die Erdbeeren waschen, putzen und vierteln. Den Vogerlsalat ebenfalls waschen. Salat auf einem großen Teller verteilen, marinierten Spargel und Erdbeeren darauf legen und mit der restlichen Petersilie bestreuen.

Im Internet

Über die urologische Gesundheit der Frau gibt auch ein Film Auskunft: http://www.vielgesundheit.at/filme/krankheitsbilder/film-detail/video/urologie-der-frau.html

Top-Tipp

Festigen Sie das Gewebe von Blase und Nieren mit Schachtelhalmtee. Dazu überbrühen Sie sieben Teelöffel Schachtelhalmkraut mit 500 ml kochendem Wasser und lassen es 15 Minuten ziehen. Trinken Sie mehrere Tassen Schachtelhalmtee pro Tag.

Magenbeschwerden und Gastritis

Worum geht es?

Magenbeschwerden gehören heutzutage zu den häufigsten Beschwerden überhaupt, wobei Frauen fast zwei Drittel der Patienten ausmachen. Es gibt dabei ein breites Spektrum an Beschwerden, vom Nüchternschmerz oder starken Schmerzen nach dem Essen über Völlegefühl, frühzeitige Sättigung und saures Aufstoßen bis hin zu Übelkeit und Erbrechen. Häufig kommt es dabei auch zu einer Überlappung mit den Symptomen des Reizdarmsyndroms oder mit Sodbrennen.

Lässt sich keine Ursache für diese Beschwerden finden, spricht man vom sogenannten **Reizmagen (funktionelle Dyspepsie)**. Die Betroffenen leiden unter einer Störung der Beweglichkeit des Magens, verbunden mit gesteigerter Schmerzempfindlichkeit und Überempfindlichkeit des Nervensystems im oberen Magen-Darm-Trakt. Die Beschwerden werden durch Stress, Schlafmangel und seelische Konflikte oft verstärkt. Es gibt auch Nahrungsmittel, die individuell nicht vertragen werden und einen Einfluss auf den Reizmagen haben. Vor allem Kaffee, scharfe Gewürze, fettreiches Essen und Alkohol werden von vielen Betroffenen als Auslöser für die Beschwerden angegeben.

Ein gesunder Magen ist mit einer intakten Magenschleimhaut ausgekleidet, die ihn vor der aggressiven Magensäure schützt. Wenn dieser Schutzfilm aber beschädigt bzw. gereizt ist, kann es zur sogenannten **Gastritis (Magenschleimhautentzündung)** kommen. Diese kann akut oder chronisch verlaufen.

- Mögliche Ursachen der akuten Gastritis können u. a. bakterielle oder virale Infektionen (wie z. B. eine Magen-Darm-Grippe), Lebensmittelvergiftungen, Alkohol oder auch einige Medikamente sein. Akute Magenschleimhautentzündungen treten rasch auf und klingen nach der Eliminierung der auslösenden Ursache meist wieder ab. Eine akute Gastritis macht sich durch starke Schmerzen in der

Magengegend und im Rücken sowie durch Übelkeit, Erbrechen und Appetitlosigkeit bemerkbar. Die Schmerzen treten meistens nach dem Essen oder unabhängig von der Nahrung auf. Nüchternschmerz, der sich nach dem Essen bessert, kann jedoch auch auf ein Geschwür im Zwölffingerdarm hindeuten.

- Chronische Gastritis kann über einen langen Zeitraum anhalten und, wenn nicht behandelt, jahrelang oder sogar lebenslang bestehen bleiben. Sie verläuft oft ohne große Symptome oder macht nur durch unspezifische Oberbauchbeschwerden, Aufstoßen, Blähungen sowie Völlegefühl nach den Mahlzeiten auf sich aufmerksam. Chronische Gastritis stellt in westlichen Ländern die häufigste Erkrankung bei Menschen höheren Alters (über 50 Jahre) dar. Es werden drei Typen von chronischer Gastritis unterschieden:
  - Typ-A-Gastritis: Autoimmun-Gastritis;
  - Typ-B-Gastritis: bakteriell verursacht durch das Bakterium Helicobacter pylori (die häufigste Form; sie betrifft 80 bis 90 % der Fälle);
  - Typ-C-Gastritis: chemisch-toxische Gastritis, verursacht meist durch Schädigungen wie den Rückfluss von Gallenflüssigkeit in den Magen, Alkohol, starkes Rauchen oder die lange Einnahme von nicht steroidalen Antirheumatika (NSAR).

Was ist wichtig?

Was genau hinter Ihren Beschwerden steckt, sollte genau diagnostiziert werden. Suchen Sie bei anhaltenden oder starken Beschwerden in jedem Fall eine Ärztin oder einen Arzt auf!

Wenn organisch nichts festgestellt werden kann – also im Fall eines Reizmagens –, ist es für die Betroffenen häufig hilfreich, etwas über die Erkrankung zu erfahren und sich von der Angst vor dem „Unbekannten“ oder vor vermuteten Krankheiten zu befreien. Oft können auch Änderungen der Lebens- und Ernährungsgewohnheiten die Beschwerden lindern und manchmal sogar ganz verschwinden lassen.

Wenn Sie unter chronischer Gastritis leiden, kann Ihre Ärztin oder Ihr Arzt nach einer genauen Diagnose und Klärung der Ursache eine geeignete Therapie bestimmen. Eine unbehandelte chronische Gastritis kann das Risiko von Magengeschwüren oder sogar Magenkrebs erhöhen. Die Therapie der Magenbeschwerden soll immer mit einer Änderung der Ernährungsgewohnheiten beginnen. Zusätzlich helfen Medikamente, überschüssige Magensäure zu reduzieren oder den Helicobacter (die Gastritis auslösenden Bakterien) zu vernichten.

Da Magenbeschwerden durch Stress hervorgerufen werden können, ist es empfehlenswert, Stressabbau zu betreiben. Dazu eignen sich Entspannungstechniken wie z. B. autogenes Training, Yoga oder progressive Muskelentspannung nach Jacobson sowie auch körperliche Aktivität.

Was können Sie tun?

Prinzipiell gilt die Regel, dass alles, was vertragen wird, auch gegessen werden darf. Hören Sie also gut in sich hinein, ob Sie ein Lebensmittel oder eine Speise wohlig aufnehmen oder nicht. Meiden Sie alle exzessiven Ausschlussdiäten – sie können schnell zu einer Mangelernährung führen, die kontraproduktiv wäre.

Reizmagen

- Im Falle eines Reizmagens können psychotherapeutische Maßnahmen, Stressreduktion, Hypnose, die Änderung des Lebensstils und eine Ernährungsumstellung eine Besserung der Symptomatik bewirken.
- Sie finden hier keine konkreten Ernährungsempfehlungen. Die Auslöser von Beschwerden sind meist individuell und müssen auch dementsprechend aufgespürt werden. Schreiben Sie drei Wochen lang ein Ernährungstagebuch, in dem Sie alle konsumierten Lebensmittel, Getränke, Stressfaktoren und die jeweiligen Beschwerden mit Uhrzeit festhalten. So können Sie die Lebensmittel oder Situationen erkennen, die evtl. Ihre Beschwerden auslösen oder verstärken. In den ersten zwei Wochen kann die Ernährung

im Rahmen der leichten Vollkost (siehe Anhang, S. 204) stattfinden; anschließend können schwerer verdauliche Lebensmittel ausprobiert und die Menge von Tag zu Tag gesteigert werden. **Tipp:** „Neue“ Speisen sollten v. a. zu Mittag ausgetestet werden, da hier die Verträglichkeit erfahrungsgemäß am besten ist.

Gastritis

Unabhängig vom Typ der Gastritis ist es wichtig, alles zu meiden, was die Magenschleimhaut weiterhin schädigen und reizen könnte. Meiden Sie daher (zumindest vorübergehend):

- Kaffee (v. a. auf nüchternen Magen)
- Alkohol
- Nikotin
- Fette, frittierte und scharf angebratene Speisen
- Scharfe Gewürze
- Sehr süße oder saure Speisen

Chronische Gastritis

Wenn Sie unter chronischer Gastritis leiden, ernähren Sie sich nach den Prinzipien der leichten Vollkost (siehe Anhang, S. 204).

Akute Gastritis

Teepause: Bei einer akuten Gastritis ist eine kurze (ein bis drei Tage bis zum Abklingen der Beschwerden) Nahrungskarenz mit **Tee und Zwieback** empfehlenswert, damit sich die Magenschleimhaut erholen kann. In dieser Zeit stehen Ihnen folgende Lebensmittel zur Auswahl:

- Milde lauwarme Kräutertees (z. B. Kamillenblütentee, Käsepappeltee, Fencheltee), schluckweise getrunken. Trinken Sie den Tee ungesüßt bzw. mit Süßstoff
- Zwieback, Reiswaffeln, getoastetes Weißbrot, feines, leicht verdauliches Knäckebrot (z. B. Leicht und Cross®),
- Haferschleimsuppe, Reisschleimsuppe
- Haferflockensuppe, milde Grießsuppe

Aufbaukost: Danach erweitern Sie langsam Ihre Speisenauswahl um andere leicht verdauliche Lebensmittel. Auch wenn Sie keine Schmerzen mehr verspüren – die empfindliche Magenschleimhaut braucht reichlich Zeit, um sich zu regenerieren. Essen Sie mehrere kleine Mahlzeiten über den Tag verteilt (am besten alle zwei Stunden eine Kleinigkeit), um den Magen nicht zu überfordern. Die geeigneten zusätzlichen Lebensmittel in dieser Phase sind:

- Mildes Naturjoghurt, Buttermilch, Milch
- Magerer Topfen/Quark, Cottage Cheese
- Pudding, Topfencreme
- Reis, Kartoffelpüree, Teigwaren
- Passierte bzw. gedünstete Karotten, Zucchini, Kürbis, Fenchel, Spinat
- Altbackenes Weißbrot, Toastbrot
- Kleine Mengen Karottensaft
- Milder, fettarmer Schinken
- Kleine Mengen gedünstetes Hühner- oder Kalbfleisch
- Gedünsteter fettarmer Fisch wie Scholle, Zander, Dorsch

Diese Aufbaukost soll etwa sieben bis zehn Tage lange beibehalten werden. Danach erfolgt der Übergang auf die leichte Vollkost (siehe Anhang, S. 204).

Anschließend folgt die individuelle Dauerernährung.

Zusätzliche Empfehlungen:

- Zucker ist ein sogenannter „Säurelocker" – er bewirkt eine gesteigerte Säureproduktion im Magen. Verzichten Sie daher auf Speisen und Getränke, die viel Zucker enthalten.
- Häufig schmerzt bei Gastritis der leere Magen. Daher sind lange Pausen zwischen den Mahlzeiten ungünstig. Essen Sie öfter kleine Mahlzeiten oder einfach ein kleines Stück trockenes Brot oder Reiswaffeln zwischendurch.
- Wenn Sie unbedingt Kaffee trinken wollen, trinken Sie ihn im Anschluss an eine Mahlzeit, wenn der Magen ohnehin Magensäure

für die Verdauungsprozesse bereitstellt. Koffeinfreier Kaffee bringt bei Magenbeschwerden keinen Vorteil. Trinken Sie besser milde, reizarme Kaffeesorten (Schonkaffee). Auch Espresso wird meist besser vertragen als Filterkaffee, da bei diesem durch die lange Brühzeit mehr magenreizende Röststoffe in den Kaffee gelangen.

Schollenröllchen in Dillsauce und Salzkartoffeln

Zutaten für 4 Portionen:

- 4 Stück Schollenfilet (je ca. 150 g)
- 2 EL Zitronensaft
- 4 EL Dill, gehackt
- 2 Zucchini
- 400 ml klare Gemüsesuppe
- 100 ml Milch (1,5 %)
- 2 EL Mehl (glatt)
- Salz, Muskat
- 12 mittelgroße Kartoffeln

Schollenfilets waschen, trocken tupfen und dann der Länge nach halbieren. Mit Zitronensaft, Salz und Muskat auf beiden Seiten würzen. 2 EL gehackten Dill auf den Schollenfilets verteilen. Zucchini putzen, längs in dünne Streifen schneiden und in einer Teflonpfanne ohne Fett kurz anbraten. Dann auf die Fischfilets legen, alles aufrollen und mit Holzspießchen feststecken. Die Röllchen in einer Teflonpfanne kurz anbraten, dann mit 200 ml Gemüsesuppe aufgießen und bei mittlerer Hitze ca. 10 Minuten kochen. Inzwischen die geschälten, in Spalten geschnittenen Kartoffeln in Salzwasser bissfest kochen.

Milch und 200 ml der restlichen Gemüsesuppe in einem Topf zum Kochen bringen. Mehl in etwas kaltes Wasser einrühren, dann in das Milch-Suppe-Gemisch geben und auf kleiner Flamme 5 Minuten leicht köcheln lassen.

Die Schollenröllchen aus der Pfanne nehmen und auf einem Teller, mit Alufolie bedeckt, kurz im Backrohr bei 80 Grad warmstellen. Die Soße aus dem Topf mit dem entstandenen Fischsud in der Pfanne verrühren, gehackten Dill beifügen und abschmecken. Die Schollenröllchen aus dem Backrohr entnehmen, auf Tellern anrichten, mit der Soße übergießen und mit den Salzkartoffeln servieren.

Top-Tipp

Praxisbewährt ist die Verwendung vom Leinsamenschleim, da er sich schützend an die Magenwand legt. Dafür rühren Sie einen Esslöffel geschroteten Leinsamen in einen Viertelliter Wasser ein, lassen dies eine halbe Stunde stehen und kochen es anschließend auf. Dann seihen Sie den Schleim ab. Trinken Sie kleine Mengen davon vor dem Schlafengehen.

Auch ein Eibischblättertee, mehrmals am Tag getrunken, schützt die Schleimhäute. Zubereitung: ca. einen Teelöffel Tee mit 150 ml heißem Wasser übergießen, ca. zehn Minuten ziehen lassen, abseihen und nicht zu heiß trinken.

Reflux (Sodbrennen)

Worum geht es?

Sodbrennen kann heutzutage schon als „Volkskrankheit“ bezeichnet werden. Jeder fünfte Erwachsene leidet einmal im Monat darunter, jeder zehnte sogar zweimal im Monat. Typisches Symptom ist ein saures Aufstoßen; es entsteht auch ein brennendes Gefühl hinter dem Brustbein (ein Gefühl, das entlang des Brustbeins bis in den Hals aufsteigen kann). Die Ursache dafür liegt in einem schlecht schließenden Muskel zwischen der Speiseröhre und dem Magen (dem sogenannten Ösophagussphinkter). Dabei fließt der Mageninhalt mit der aggressiven Magensäure in die Speiseröhre zurück und greift deren empfindliche Schleimhaut an. Es kommt zu Reizungen und Entzündungen der Speiseröhre; bei einem Drittel der Betroffenen kommt es sogar zu einer krankhaften Veränderung der Speiseröhrenschleimhaut.

Was ist wichtig?

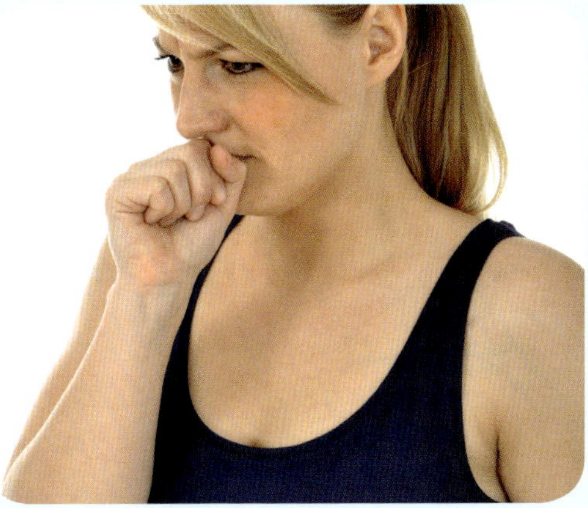

Wie häufig und wie intensiv der Mageninhalt in die Speiseröhre zurückfließt, ist von vielen Faktoren abhängig, u.a. von dem im Bauchraum herrschenden Druck, von der Menge und Zusammensetzung der aufgenommenen Nahrung, der Körperlage etc.

- Erhöhter Druck im Bauchraum kann durch starkes Übergewicht (80 % der Refluxkranken sind übergewichtig) oder durch Schwangerschaft (v.a. im dritten Trimenon) entstehen. Aber auch starke Blähungen (ein häufiger Grund dafür sind Nahrungsmittelunverträglichkeiten wie Laktoseintoleranz, Fruktosemalabsorption oder der Verzehr von blähenden Lebensmitteln) können den Mageninhalt in die Speiseröhre steigen lassen.
- Oft verstärken sich die Beschwerden in der Nacht oder morgens nach dem Aufstehen – durch die horizontale Lage beim Schlafen kann die Säure leichter zurückfließen und die Schleimhaut der Speiseröhre reizen.
- Der Schließmuskel kann in seiner Funktion durch bestimmte Nahrungsmittel und Medikamente (z.B. das Asthmamittel Theophyllin) geschwächt werden. Vor allem Speisen, die viel Fett und Zucker enthalten, Schokolade, Alkohol und Nikotin können den Ösophagussphinkter negativ beeinflussen.

Wenn Sie nur gelegentlich unter diesen Symptomen leiden, können Sie selbst durch geeignete Maßnahmen versuchen, die Beschwerden in den Griff zu bekommen. Sollten diese aber anhalten oder sollten Sie starke Schmerzen verspüren, klären Sie dies unbedingt bei einer Ärztin oder einem Arzt ab. Bei starken Beschwerden sollten Sie sich jedenfalls an die Empfehlungen und die Lebensmittelauswahl der leichten Vollkost (siehe Anhang, S. 204) halten.

Was können Sie tun?

- Verzehren Sie häufiger (fünf- bis sechsmal) kleinere, über den Tag verteilte Mahlzeiten.
- Essen Sie nie im Liegen bzw. im Halbliegen (z. B. vor dem Fernseher) und bleiben Sie nach dem Essen immer eine Zeitlang (mindestens eine halbe Stunde) in aufrechter Position.
- Meiden Sie üppige und fette Abendmahlzeiten und nehmen Sie Ihre letzte Tagesmahlzeit spätestens zwei bis drei Stunden vor dem Schlafengehen zu sich.
- Verzichten Sie auf Tabak und Alkohol (v. a. auf hochprozentige alkoholische Getränke) und vermeiden Sie Alkohol vor dem Schlafengehen.
- Meiden Sie fette und süße Speisen.
- Meiden Sie Schokolade, Paprika, saure Lebensmittel (wie z. B. Orangen und Tomaten) und scharf gewürzte Speisen – diese können die Produktion von Magensäure verstärken.
- Verzichten Sie auf kohlensäurehaltige sowie stark gezuckerte Getränke.
- Meiden Sie Kaffee sowie Pfefferminztee – sie schwächen die Funktion des Muskels.
- Wenn Sie einmal Kaffee oder Alkohol trinken möchten (z. B. bei Feierlichkeiten), dann tun Sie dies immer im Rahmen oder zum Abschluss einer Mahlzeit, da der Magen seine Säureproduktion dann ohnehin erhöht. Bier eignet sich hierbei besser als Wein oder hochprozentige alkoholische Getränke.
- Essen Sie ein paar Löffel mageren Topfen/Quark bzw. Joghurt oder trinken Sie etwas Buttermilch zwischendurch. Studien haben ergeben, dass kleine, eiweißreiche Mahlzeiten den Schließmuskel zwischen Magen und Speiseröhre stärken können.
- Reduzieren Sie langsam bestehendes Übergewicht (Ziel ist ein BMI von unter 25) durch Bewegung und eine verringerte

Kalorienmenge (häufig kann allein die Gewichtsreduktion die Beschwerden völlig zum Verschwinden bringen).

- Mineralwasser, das reich an Hydrogenkarbonat ist (mehr als 1300 mg/l), kann die gesteigerte Magensäureproduktion wieder normalisieren und chronische Entzündungen der Schleimhaut lindern. Lassen Sie die Kohlensäure aussprudeln und trinken Sie das Wasser schluckweise zwischen den Mahlzeiten (20 Minuten vor einer Mahlzeit und ein bis zwei Stunden danach). Besonders reich an Hydrogencarbonat sind folgende Mineralwasser:
  - Österreich: Rogaska®, Sicheldorfer®, Radenska®, Johannis Brunnen®, Preblauer® und Long Life®;
  - Deutschland: Heppinger Sport®, Bad Wildunger Helenenquelle®, Adelheidquelle®, Apollinaris® und Gerolsteiner®.
- Zerkauen Sie langsam ein paar Mandeln bzw. Nüsse oder eine rohe Karotte zu Brei. Dies hilft, die Magensäure zu neutralisieren.
- Trinken Sie bei akuten Beschwerden Kamillenblüten- oder Käsepappeltee.
- Bei nächtlichen Beschwerden versuchen Sie, wenn möglich, das Kopfende Ihres Bettes höher zu stellen; ansonsten wählen Sie beim Schlafen die linke Seitenlage.
- Aktive Sportler mit Sodbrennen sollten vor dem Laufen vorsichtshalber ein säurehemmendes Medikament einnehmen, da es durch die Auf-und-ab-Bewegung beim Laufen schneller zu einem Reflux kommen kann.
- Erlernen Sie Entspannungstechniken (z.B. autogenes Training) – durch den Stressabbau können auch die Auslöser von Sodbrennen reduziert werden.
- Mehr Tipps zum Thema Sodbrennen finden Sie im Kapitel „Typische Schwangerschaftsbeschwerden“, S. 48.

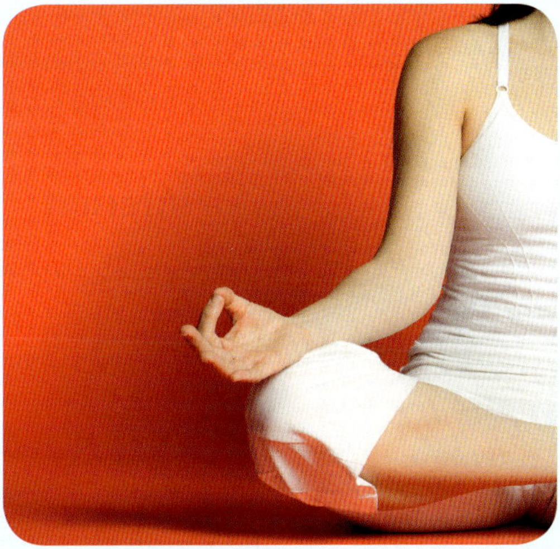

Essen Sie mehr von diesen Lebensmitteln:

Mischbrot,fein vermahlenes Vollkornbrot (z. B. Grahambrot), Kartoffeln, Reis, Wurzelgemüse, Kürbis, Zucchini, rote Rüben, Joghurt, Buttermilch, Cottage Cheese, Frischkäse, magerer Fisch, Geflügel, Kompotte

Top-Tipp

Bewährt hat sich eine Kamillenrollkur, die zwei Wochen lang durchgeführt werden sollte. Dazu lösen Sie Kamillenblütenextrakt als Tinktur in warmem Wasser auf, trinken auf nüchternen Magen einen Viertelliter davon und legen sich jeweils für fünf Minuten hin – zuerst in Rückenlage, dann in der linken Seitenlage, in Bauchlage und schließlich in der rechten Seitenlage. Bei jedem Lagewechsel trinken Sie immer das nächste Viertel.

Schinkenröllchen mit Kräutertopfen/-quark

Zutaten für 2 Portionen:

- 6 Scheiben Kochschinken
- 120 g Topfen/Quark (10 % F. i. T.)
- 2 EL Sauerrahm/saure Sahne
- 2 EL Kräuter, gehackt (frisch oder tiefgekühlt)
- Salz

Topfen/Quark mit Sauerrahm/saurer Sahne und Kräutern glatt verrühren und mit Salz abschmecken. Die Masse in je ein Blatt Schinken streichen und dann einrollen. Zu fein vermahlenem Vollkornbrot oder -gebäck (z. B. Vollkorntoastbrot, Grahamweckerl, ...) genießen.

Im Internet

Über die medizinischen Behandlungsmöglichkeiten von Sodbrennen gibt auch ein Film Auskunft: http://www.vielgesundheit.at/filme/krankheitsbilder/filmdetail/video/sodbrennen.html

Reizdarmsyndrom (RDS)

Worum geht es?

Das Reizdarmsyndrom (RDS) ist eine Erkrankung des Verdauungstraktes, bei der die Funktion des Darms gestört ist. Es kommt zu chronischen Beschwerden wie Bauchschmerzen, Blähungen, Sodbrennen, Stuhlveränderungen (Durchfall oder Verstopfung) und Völlegefühl, die die Lebensqualität der Betroffenen erheblich beeinträchtigen. Auch systemische Beschwerden wie Konzentrationsschwäche, Schlafstörungen, sexuelle Dysfunktion, Kopf- und Rückenschmerzen können dazukommen. Dabei lässt sich von medizinischer Seite keine andere Erkrankung als Ursache für diese Symptomatik finden. Es werden drei Subtypen unterschieden – je nach Dominanz der Symptome: Verstopfung, Durchfall oder Wechsel von Verstopfung und Durchfall. Leitbeschwerden sind meist Bauchschmerzen (oft krampfartig). Der Durchfall ist gekennzeichnet durch mehrere breiige Stühle am Tag, v. a. morgens oder direkt nach dem Essen (manchmal auch explosionsartig). Bei Verstopfung hat man hier oft mit harten oder knolligen Stühlen zu tun, häufig mit Schleimbeimengung und dem Gefühl einer inkompletten Entleerung.

Das RDS tritt bei Frauen zwei- bis dreimal häufiger als bei Männer auf. Es kann in allen Altersklassen vorkommen, manifestiert sich aber am häufigsten bei Frauen zwischen dem 20. und dem 50. Lebensjahr. Vor allem der Verstopfungstyp kommt bei Frauen häufiger vor.

Die Darmschleimhaut weist bei Reizdarm eine erhöhte Dichte von Nervenfasern auf. Damit ist die Schmerzempfindlichkeit stark erhöht, die Betroffene spürt oft schon bei normalen Verdauungsvorgängen Schmerzen und hat früher als eine Gesunde Stuhldrang. Stress verstärkt diese Reaktionen noch zusätzlich.

Die direkten Ursachen von RDS sind nicht vollständig geklärt. Oft diskutierte Auslöser sind Stress, vorangegangene Darminfekte, die Ernährung und eine veränderte Darmflora in Kombination mit der genetischen Veranlagung für einen Reizdarm. So kann eine Darminfektion zu nachfolgenden, monatelang andauernden Beschwerden führen. Eine wiederholte Antibiotikabehandlung kann unter Umständen die bakterielle Flora im Darm verändern und somit die Entstehung der Reizdarmbeschwerden begünstigen. Auch bestimmte Lebensmittel können die Symptome verstärken, beispielsweise durch chemische Reize oder entstehende Gase.

Was ist wichtig?

1. Es ist schwierig, bei RDS von einer „richtigen Ernährung" zu sprechen. Sinnvoll ist ein individuelles Austesten bestimmter Lebensmittel, das sich nach den bestehenden Symptomen und Unverträglichkeiten richtet.
   - Bei diagnostizierten Nahrungsmittelunverträglichkeiten (wie Fruktosemalabsorption, Laktoseintoleranz, Sorbitintoleranz) empfiehlt es sich, testweise eine Zeitlang auf die jeweilige Zuckerart (Fruktose, Laktose, Sorbit) völlig zu verzichten (siehe Kapitel „Nahrungsmittelunverträglichkeiten", S. 171).
   - Bei einem konkreten Verdacht auf Unverträglichkeit eines anderen Lebensmittels (basierend auf dem Ernährungsprotokoll) kann testweise eine Zeitlang auf dieses Nahrungsmittel verzichtet werden.
   - Bei Erwachsenen (ohne nachgewiesener Zöliakie) wird bei der „Unverträglichkeitssuche" auch empfohlen, testweise eine glutenreduzierte Ernährung auszuprobieren. Dahinter steht der Verdacht, dass manche Menschen mit RDS unter einer sogenannten Glutensensitivität leiden. Verzichten Sie dabei auf große Mengen an glutenhaltigem Brot, Weißmehlprodukten und Teigwaren. Weizen- oder Mischbrote können Sie durch glutenfreies Brot und Gebäck, durch Reis- bzw. Maiswaffeln oder Getreidebrei aus Amarant, Quinoa, Buchweizen, Dinkel und Haferflocken ersetzen. Konsumieren Sie statt glutenhaltigen Nudeln öfter Kartoffeln, Reis, Buchweizen oder Polenta.

- Bei starker Verstopfung kann eine ballaststoffreiche Ernährung, verbunden mit erhöhter Flüssigkeitsaufnahme (mindestens zwei Liter täglich) hilfreich sein (jedoch nicht bei sehr starken Blähungen!).

2. Da die Stressbelastung die Beschwerden verstärken kann, sollten die Betroffenen Techniken erlernen, die den Umgang mit emotionalen Belastungen erleichtern. Dazu zählen:
   - Das Führen eines Symptomtagebuchs, wo Gedanken, Gefühle und Situationen im Zusammenhang mit den Beschwerden sowie die Beschwerden selbst aufgeschrieben werden
   - Das Erlernen von Entspannungstechniken (z. B. autogenes Training, Muskelentspannung nach Jacobson, Atemübungen, Yoga etc.)
   - Evtl. psychotherapeutische oder psychologische Begleitung
   - Bauch-Hypnosetherapie, mit der bei RDS ebenfalls gute Erfolge erzielt werden
3. Regelmäßige Bewegung (30 bis 60 Minuten pro Tag) verbessert die Durchblutung des Magen-Darm-Traktes, unterstützt die Darmbewegungen (wichtig bei einem trägen Darm!) und fördert zusätzlich die Ausschüttung von Glückshormonen. Körperliche Bewegung kann entspannend und entkrampfend wirken.

Was können Sie tun?

Suchen Sie sich eine Ärztin oder einen Arzt Ihres Vertrauens. Wenn Sie das Gefühl haben, nicht ernst genug genommen zu werden, wechseln Sie die Ärztin oder den Arzt. Ihre Beschwerden haben Sie sich nicht eingebildet – es geht nur darum, mit Geduld und fachlicher Unterstützung die möglichen Auslöser zu finden (sie können verschiedener Natur sein: hormonell, stress- oder nahrungsabhängig).

Am besten fangen Sie mit dem Schreiben eines Ernährungs-Beschwerden-Protokolls an. Protokollieren Sie alle Getränke und Lebensmittel (mit Mengen und Uhrzeit der Nahrungsaufnahme), die Sie konsumiert haben, und alle Beschwerden, die aufgetreten sind (Uhrzeit und Stärke). Führen Sie das Tagebuch mindestens vier Wochen lang, damit auch die hormonellen Veränderungen (Menstruationszyklus) berücksichtigt werden können.

Lassen Sie die im Anschluss angeführten Lebensmittel weg und führen Sie die Weglassdiäten mindesten 14 Tage lang durch. Vermeiden Sie danach nur jene Lebensmittel, bei denen Sie sicher sind, dass sie die Beschwerden verursachen bzw. verstärken, und vermeiden Sie sie nur dann, wenn Sie eine deutliche Verbesserung der Beschwerden nach dem Weglassen verspüren. Führen Sie sonst keine einseitigen Diäten durch, da es dadurch sehr leicht zu Mangelernährung kommen kann. Am besten nehmen Sie die professionelle Hilfe eines medizinisch ausgebildeten Ernährungsberaters (Österreich: Diätologin oder Diätologe, Deutschland: Diätassistentin oder Diätassistent, Oecotrophologin oder Oecotrophologen mit Zusatzausbildung) in Anspruch.

Folgende Lebensmittel können erfahrungsgemäß zu Verdauungsbeschwerden führen:

- **Getränke:** kohlensäurehaltige Getränke, starker Bohnenkaffee, starker schwarzer Tee, konzentrierte Fruchtsäfte, Wellnessgetränke, sehr heiße und sehr kalte Getränke
- **Getreideprodukte:** frisches Brot und Gebäck, grobe Vollkornbrote, Müsli
- **Milchprodukte:** große Mengen von Schlagobers/Sahne, Butter und Sauerrahm/saurer Sahne, reifer, scharfer Schnittkäse, Schimmelkäse
- **Obst:** rohes Stein- und Kernobst (z. B. Kirschen, Zwetschgen, Birnen), Trockenfrüchte
- **Gemüse:** Kraut, Sauerkraut, Karfiol/Blumenkohl, Lauch, Erbsen, Kohlrabi, Gurken, Rettich, Paprika, Zwiebel, Knoblauch, Pilze, Hülsenfrüchte (z. B. Bohnen, Linsen ...)
- **Fleisch/Wurst:** stark geräucherte und geselchte Speisen, paniertes, scharf gebratenes Fleisch, Speck, Stelze/Eisbein
- **Eier:** hart gekochte Eier, fette Eierspeisen/Rührei, Ham and Eggs

- **Sonstiges:** scharfe Gewürze (z. B. Pfeffer, Paprika ...), Knoblauch, Zwiebeln, fertige Gewürzsaucen, gesalzene Nüsse, sehr süße Speisen

Bei Durchfall können Sie Lebensmittel einsetzen, die eine stopfende Wirkung haben:

Weißbrot, Zwieback, Reis, Kartoffelpüree, schwarzer Tee, der lange gezogen hat, Tee aus getrockneten Heidelbeeren, geschabter Apfel, aufgeschlagene Banane.

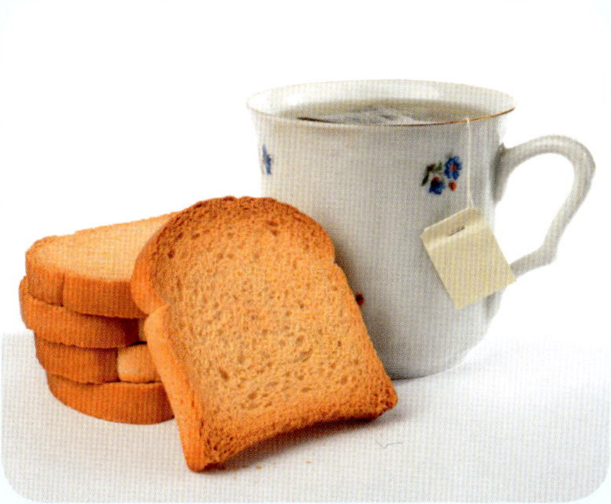

Isotone Getränke können Ihnen helfen, den Flüssigkeitsverlust bei Durchfall wieder optimal auszugleichen. Rezepte finden Sie dafür im Anhang (S. 205–207).

Allgemeine Empfehlungen für eine leicht verdauliche Ernährung finden Sie auf der Seite 204.

Leichte Kartoffelsuppe

Zutaten für 4 Portionen:

- 400 g Kartoffeln
- 100 g Karotten
- 2 EL Mehl
- 2 EL Sauerrahm/saure Sahne
- 1000 ml Gemüsesuppe
- Salz, Muskat, Majoran, Kümmel, Lorbeerblatt
- 1 EL Petersilie, gehackt

Kartoffeln und Karotten schälen und kleinwürfelig schneiden. In einen Topf geben und mit der Gemüsesuppe aufgießen. Gewürze hinzufügen und ca. 20 Minuten kochen lassen. Mehl, Sauerrahm/saure Sahne und etwas kaltes Wasser verrühren und in die kochende Suppe geben, kurz aufkochen lassen. Die fertige Suppe mit gehackter Petersilie bestreuen.

Top-Tipp

- Bei starken, krampfartigen Schmerzen können Kümmel- und Pfefferminzöl helfen. In der Apotheke sind magensaftresistente Pfefferminzölkapseln erhältlich.
- Bei starken Unruhezuständen sind Baldrian und Melisse in Form von Tee bzw. Kapseln hilfreich.

Bei häufig wechselnder Stuhlkonsistenz bzw. bei Verstopfungen können Sie Flohsamenschalen ausprobieren (dreimal täglich jeweils einen Teelöffel in einem Glas Wasser aufgelöst, danach ein Glas Wasser nachtrinken).

Im Internet

Über die Behandlungsmöglichkeiten von funktionellen Magen-Darm-Erkrankungen gibt ein Film Auskunft:

http://www.vielgesundheit.at/filme/krankheitsbilder/filmdetail/video/reizmagen-und-reizdarm.html

Obstipation (Stuhlverstopfung)

Worum geht es?

Obstipation ist ein häufiges, oft verschwiegenes Frauenproblem. Etwa dreimal so viele Frauen wie Männer leiden darunter. Ältere Menschen haben sogar fünfmal häufiger Obstipation als jüngere, was mit veränderten Lebensgewohnheiten, physiologischen Veränderungen im Magen-Darm-Trakt und einem verminderten Trinkbedürfnis zusammenhängt. Stuhlverstopfung liegt medizinisch gesehen dann vor, wenn der Stuhlgang seltener als dreimal pro Woche stattfindet oder mit starkem Pressen (bzw. manueller Unterstützung) und dem Gefühl einer inkompletten Entleerung verbunden ist – der Stuhl ist dabei hart und klumpig. Häufig ist der Lebensstil der Betreffenden schuld an den Beschwerden – ballaststoffarme Ernährung, unzureichende Flüssigkeitszufuhr, Stress und Bewegungsmangel. Obstipation kann aber auch eine Nebenwirkung zahlreicher Medikamente (starke Schmerzmittel, Entwässerungsmittel, Calcium- oder Eisenpräparate, Antidepressiva) oder eine Begleiterscheinung bestimmter Erkrankungen sein. Deswegen steht immer eine genaue ärztliche Diagnose an erster Stelle – damit mögliche ernsthafte Erkrankungen des Darmes ausgeschlossen werden können. Immobilität, Schwangerschaft oder bestimmte Erkrankungen (Diabetes mellitus, Schilddrüsenunterfunktion, multiple Sklerose) können ebenfalls Verstopfungen bewirken.

Was ist wichtig?

Es gibt viele Ursachen für Obstipation, jedoch kann nicht jede Ursache einfach beseitigt werden (beispielsweise Bettlägerigkeit). Zunächst ist es wichtig, sich vom Zwang der täglichen Stuhlentleerung zu befreien. Es muss nicht unbedingt jeden Tag ein Stuhlgang stattfinden. Normal sind drei Stuhlgänge pro Tag bis zu drei Stuhlgänge pro Woche – auch wenn es in jüngeren Jahren anders war. Ein gesunder Lebensstil mit ausreichend Bewegung, ballaststoffreicher Ernährung und genügend Flüssigkeitszufuhr kann einer Obstipation in vielen Fällen vorbeugen. Gerade bei älteren Menschen wird häufig ein Mangel an diesen drei Faktoren beobachtet. Wichtig ist es auch, sich für den Stuhlgang Zeit zu nehmen und dies in den Tagesablauf „einzuplanen".

Wenn Sie Probleme mit der Stuhlausscheidung haben, führen Sie eine Zeitlang (am besten über mehrere Wochen) ein „Verdauungstagebuch", in dem Sie Ihre Beschwerden und die Stuhlgewohnheiten notieren. Damit ist es möglich, zu erkennen, ob es sich um eine Entleerungsstörung im Enddarm (starkes Pressen ist notwendig, es besteht das Gefühl einer unvollständigen Darmentleerung) oder um eine verzögerte Passage im Dickdarm (zu seltener oder zu harter Stuhlgang) handelt. Des Weiteren ist es wichtig, beim Stuhlgang nicht zu stark zu pressen, da Komplikationen wie Hämorrhoiden oder Divertikel bzw. Divertikulitis auftreten können.

Ballaststoffe

Es gibt lösliche und unlösliche Ballaststoffe. Lösliche Ballaststoffe quellen im Magen und bilden Schleimstoffe, die die Darmschleimhaut schützen; außerdem sind sie Futter für die Darmbakterien. Unlösliche Ballaststoffe quellen im Dickdarm, erhöhen das Stuhlvolumen und bewirken damit eine schnellere Stuhlausscheidung (siehe Tabelle unten). Die Umstellung der Ernährung auf mehr Ballaststoffe sollte am besten schrittweise erfolgen, da es ansonsten zu starker Gasbildung kommen kann. Wichtig dabei ist eine ausreichende Flüssigkeitszufuhr, damit die Ballaststoffe ihre Wirkung im Darm entfalten können.

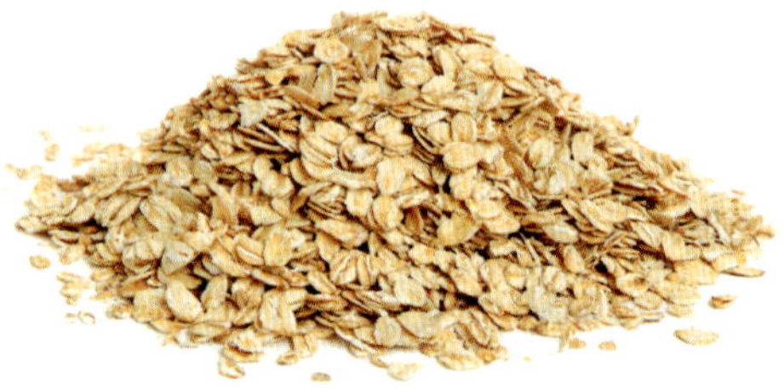

Wenn Sie bisher regelmäßig Abführmittel genommen haben, setzen Sie sie jetzt nicht sofort ab, sondern schleichen Sie sie schrittweise aus und führen Sie die neuen Maßnahmen langsam ein. Haben Sie Geduld! Der Darm braucht mindestens ein bis zwei Wochen, bis eine Veränderung bemerkbar wird.

Ballaststoffart	Stoffgruppen	Wirkung	Lebensmittel
Lösliche Ballaststoffe	Lösliche Hemizellulose, Inulin, Oligofruktose, Pektine, resistente Stärke	Binden Wasser, erhöhen das Magenvolumen, binden Cholesterin, stellen Futter für Darmbakterien dar	Vorwiegend in Gemüse und Obst enthalten
Unlösliche Ballaststoffe	Unlösliche Hemizellulose, Lignin, Zellulose	Regen die Darmtätigkeit an, erhöhen das Stuhlvolumen	In den Schalen von Getreide und Hülsenfrüchten (Bohnen, Erbsen, Kichererbsen, Linsen, Soja)

Was können Sie tun?

- Beginnen Sie bereits mit einem großen Glas lauwarmem Wasser oder Tee in der Früh auf nüchternen Magen. Danach können Sie im Bett „Radfahren", um die Darmtätigkeit anzuregen.
- Ihre Trinkmenge spielt hier eine große Rolle! Achten Sie darauf, ausreichend Flüssigkeit (mindestens zwei Liter täglich) zu sich zu nehmen. Kohlensäurehaltige Mineralwassersorten bzw. gespritzte Fruchtsäfte, v. a. solche mit hohem Sorbitanteil (Birnen- oder Apfelsaft), können die Darmtätigkeit zusätzlich stimulieren. Verwenden Sie zum Trinken breite Gläser – so nehmen Sie unbewusst 30 % mehr Flüssigkeit zu sich.
- Essen Sie morgens nüchtern eingeweichte Dörrpflaumen (oder Feigen). Dafür drei bis fünf Stück dieser Trockenfrüchte über Nacht einweichen und am nächsten Tag mitsamt der Flüssigkeit konsumieren.
- Erhöhen Sie den Ballaststoffanteil in Ihrer Ernährung durch Vollkorngetreide (Vollkornbrot, Grahamweckerln, Vollkornnudeln, Naturreis) sowie Gemüse, Hülsenfrüchte, Nüsse, Obst und Salat zu jeder Mahlzeit. Essen Sie langsam und kauen Sie gut, um Blähungen vorzubeugen.
- Nehmen Sie täglich gesäuerte Milchprodukte wie Buttermilch, Kefir, Naturjoghurt oder Sauermilch zu sich. Sie können auch ballaststoffreiches Obst wie z. B. Beerenfrüchte oder Nüsse hineinrühren. Darmanregende Milchsäure ist auch in Sauerkraut bzw. Sauerkrautsaft enthalten.
- Milchzucker oder Laktulose (in der Apotheke erhältlich) wirkt im Darm osmotisch und kann der Verstopfung vorübergehend abhelfen. Rühren Sie ein bis zwei Esslöffel davon in Getränken an.
- Meiden Sie große Mengen stopfender Lebensmittel wie Weißmehlprodukte (Weißbrot, Semmeln, Teigwaren, Knödel, Nockerln etc.), Bananen, weißen Reis, Kartoffelpüree, Rotwein, grünen und schwarzen Tee, Schokolade, getrocknete Heidelbeeren.

- Wenn Sie mit der ballaststoffreichen Ernährung kaum Verbesserung verspüren, können Sie zusätzlich bis zu dreimal täglich Weizenkleie, Leinsamen oder geschrotete Flohsamenschalen einsetzen. Sie wirken durch ihr Quellvermögen und enthaltene Schleimstoffe. Nehmen Sie sie nicht zusammen mit Milch ein, da ihre Quellwirkung dadurch gehemmt wird. Stattdessen können Sie diese in Fruchtmus gerührt oder über Salate, Gemüsebeilagen sowie Suppen gestreut verzehren. **Wichtig:** Zu einem Esslöffel dieser Ballaststoffe muss immer mindestens ein Glas Flüssigkeit getrunken werden, damit es nicht zu Darmverschluss kommt!
- Körperliche Aktivität (mindestens 15 bis 20 Minuten täglich) kann den trägen Darm anregen, v. a. im Fall einer leichten Stuhlverstopfung. Je intensiver das körperliche Training, desto besser ist die Darmtätigkeit. Wichtig ist, den Flüssigkeitsverlust des Trainings durch zuckerarme Getränke wieder auszugleichen.

Essen Sie mehr von diesen Lebensmitteln:

Vollkornbrot, Vollkornnudeln, Grahambrot, Nüsse, Obst, Gemüse, Salate, Joghurt, Sauermilch, Sauerkraut

Top-Tipp

Bei Obstipation sind besonders jene Übungen wirksam, bei denen die Bauchmuskulatur gekräftigt wird, z. B. Bauchschnellen oder die isometrische Bauchpresse.

- **Bauchschnellen:** Einatmen, den Bauch dabei einziehen, dann den Bauch ruckartig nach vorne schnellen lassen und dabei ausatmen. Vor jeder geplanten Stuhlentleerung ca. zehnmal durchführen.
- **Isometrische Bauchpresse:** Bauchmuskulatur mäßig stark anspannen, bis zehn zählen und langsam entspannen. Dreimal täglich mit bis zu fünf Wiederholungen.

Gemüseragout mit Putenfleisch

Zutaten für 4 Portionen:

- 500 g Putenfleisch
- 200 g Champignons
- 300 g Karotten
- 400 g Kohlrabi
- 2 kleine Zwiebeln
- 500 g kleine Kartoffeln
- 2 EL Rapsöl
- 2 EL Mehl
- 2 TL Instant-Gemüsesuppe
- 600 ml Wasser
- 200 g Zuckererbsenschoten
- 200 g Crème fraîche
- Salz, weißer Pfeffer

Fleisch in Würfel schneiden. Champignons und Karotten in Scheiben, Kohlrabi in Stücke schneiden. Zwiebeln würfeln. Kartoffeln schälen und je nach Größe halbieren. Öl in einem großen Topf erhitzen. Das Fleisch hineingeben und rundherum anbraten. Pilze unterheben und kurz mitbraten. Fleisch und Champignons herausnehmen und beiseite legen. Zwiebelwürfel im verbliebenen Fett andünsten, dann mit Mehl bestäuben, kurz anschwitzen und unter Rühren mit Wasser und Suppe auffüllen. Kartoffeln, Karotten und Kohlrabi untermengen und zugedeckt ca. 15 Minuten garen. Zuckererbsenschoten waschen, putzen und die letzten 5 Minuten mitkochen. Fleisch, Champignons und Crème fraîche beigeben und mit Gewürzen abschmecken.

Blähungen

Worum geht es?

Wer kennt das nicht: Der Bauch bläht sich nach dem Essen auf, die Hose zwickt, durch das Zurückhalten der Winde kommt es zu Bauchschmerzen. Es ist ein häufiges, stark tabuisiertes Thema – wer spricht denn gerne über die eigenen Blähungen? Wirklich schlimm wird es, wenn sie die Lebensqualität beeinflussen und zur Einschränkung im sozialen und beruflichen Leben führen.

Ein gewisser Gasgehalt in Magen und Darm (ca. 200 ml) ist bei einem gesunden Menschen etwas ganz Normales. Das meiste wird von den Darmwänden resorbiert. Die größte Menge an Gasen entsteht im Dickdarm und wird von der Zusammensetzung der Darmflora und der Ernährung beeinflusst. Die unangenehm riechenden Gase entstehen meist beim bakteriellen Abbau von Eiweiß oder bei ballaststoffreichen Lebensmitteln wie Hülsenfrüchten, Gemüse, Obst oder Vollkornprodukten. Sie werden von Dickdarmbakterien teilweise unter Gärung abgebaut.

Es gibt zwei Begriffe, die zu Blähungen und Blähbauch gehören: Meteorismus und Flatulenzen. Unter Meteorismus wird eine abnorme Gasansammlung im Magen-Darm-Trakt verstanden. Flatulenzen bezeichnen einen abnormen Abgang von Gasen, die nach dem Verdauungsvorgang am Ende des Darms noch übrig bleiben. Bei einem gesunden Menschen sind es etwa ein halber bei eineinhalb Liter pro Tag, die sich auf etwa 10 bis 20 Gasabgänge verteilen.

Was ist wichtig?

Wenn bei Ihnen Blähungen häufiger als im normalen Rahmen vorkommen und Sie dabei Schmerzen empfinden, sollten Sie den Ursachen auf den Grund gehen. Nur so können Sie die richtigen Gegenmaßnahmen ergreifen. Eine Fachärztin oder eine Facharzt für interne Medizin mit Spezialgebiet Gastroenterologie kann organische Ursachen oder Unverträglichkeiten ausschließen bzw. feststellen.

Liegen bei Ihnen weder Unverträglichkeiten noch organische Ursachen vor, testen Sie am besten selbst für sich aus, auf welche Lebensmittel Sie mit Blähungen reagieren und was Sie gut vertragen. Befolgen Sie dazu zuerst die Ernährungsempfehlungen der leichten Vollkost (siehe Anhang, S. 204), bis die Beschwerden abgeklungen sind. Danach können Sie vorsichtig einzelne Nahrungsmittel austesten. Es empfiehlt sich, dies vorwiegend um die Mittagszeit zu tun, da um diese Tageszeit Lebensmittel und Getränke erfahrungsgemäß am besten toleriert werden. Schreiben Sie eine Positivliste mit allen Lebensmitteln, die Sie gut vertragen. Bitte beachten Sie, dass die Schleimhaut im Dickdarm sich mit dem Menstruationszyklus ebenso verändert wie die Schleimhaut Ihres Genitaltraktes. Daher können Sie in bestimmten Zyklusphasen anders auf bestimmte Lebensmittel oder deren Inhaltsstoffe reagieren als in anderen Zyklusphasen.

Ursachen von Blähungen	Beispiel
Verstärkte Aufnahme von Luft	Hastiges Essen, Reden beim Essen, kohlensäurehaltige Getränke, Kaugummikauen, Bonbonlutschen, Milchschaum
Schwere bzw. üppige Mahlzeiten	Überforderung des Magen-Darm-Trakts
Übermäßiger Verzehr von Lebensmitteln mit unlöslichen Ballaststoffen	Hülsenfrüchte, Kohlgemüse, Zwiebelgemüse, Pilze, große Mengen an Vollkornprodukten, Müsli und Rohkost
Zuckeraustauschstoffe	Xylit, Mannit, Sorbit, Isomalt – oft in Diät- und Light-Produkten enthalten
Nahrungsmittelunverträglichkeiten	Laktoseintoleranz, Fruktosemalabsorption, Glutenunverträglichkeit, Histaminintoleranz, Zöliakie
Störungen der Darmflora	Nach Antibiotikatherapie, durch Fehlernährung, Stress oder bakterielle Überwucherung des Dünndarms
Erkrankungen und Infektionen des Magen-Darm-Trakts	Helicobacter pylori, chronisch entzündliche Darmerkrankungen, Divertikulose, Reizdarm etc.
Gestörte Magen-Darm-Bewegungen	Bewegungsmangel, Verstopfung, Medikamente und Organstörungen (Unterfunktion der Bauchspeicheldrüse bzw. Störung der Gallensäureproduktion)

Was können Sie tun?

Blähungen sind nicht völlig zu vermeiden, die Begleitsymptome wie Blähbauch oder unangenehmer Geruch lassen sich aber durch einige Maßnahmen reduzieren:

- Verzichten Sie auf Kaugummi, lutschen Sie keine Bonbons, trinken Sie nicht mit einem Strohhalm und verwenden Sie keine aufgeschäumte Milch für Kaffee und Tee. So schlucken Sie keine zusätzliche Luft.
- Essen Sie langsam, kauen Sie mit geschlossenem Mund und speicheln Sie jeden Bissen gut ein; reden Sie nicht beim Essen.
- Trinken sie ca. eineinhalb bis zwei Liter kohlensäurefreie Flüssigkeiten pro Tag, bevorzugt stilles Wasser.
- Folgende Kräuter haben eine karminative (beruhigende, entblähende) Wirkung:
  - Trinken Sie reichlich Anis-, Fenchel- oder Kümmeltee. Auch Pfefferminztee oder Ingwertee können die Beschwerden lindern. Sie können auch immer wieder ein paar Fenchel-, Kümmel- oder Aniskörner kauen;
  - würzen Sie öfter mit Fenchel, Gewürznelken, Kardamom, Koriander, Kümmel oder Thymian;
  - verwenden Sie frisches Dillkraut für die bessere Verdaulichkeit von Gemüsespeisen oder Salaten.
- Essen Sie lieber fünf kleinere Mahlzeiten am Tag statt der drei großen.
- Regelmäßige Bewegung regt Ihren Darm an und verbessert seine Funktion.

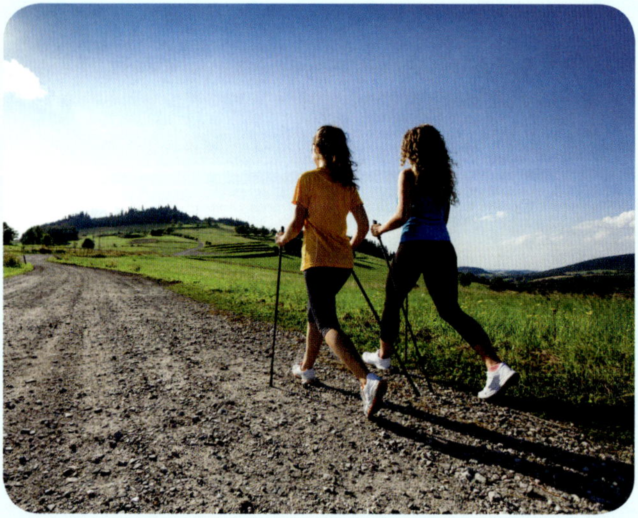

- Reduzieren Sie jene Lebensmittel, die oft Blähungen verursachen:
  - Hülsenfrüchte (Bohnen, Erbsen, Linsen);
  - Gemüse (Brokkoli, Gurken, Karfiol/Blumenkohl, Kohl, Kohlrabi, Knoblauch, Lauch, Radieschen, Rettich, Sauerkraut, Steckrüben oder Zwiebel);
  - Birnen, Datteln, Feigen, Trockenobst, rohe Zwetschgen;
  - Getränke mit Kohlensäure (wie Limonaden, Mineralwasser), Apfel- und Birnensaft, Bier, Kaffee;
  - frisches Brot und Gebäck; Alternativen: altbackenes Brot und Gebäck;
  - hart gekochte Eier;
  - grobe Vollkornprodukte (Müsli, grobes Vollkornbrot, grobe Vollkornflocken, Mais); Alternativen: feinvermahlene Vollkornprodukte;
  - Zuckeraustauschstoffe wie Sorbit, Fruktose, Xylit, Mannit;
  - auch Milch kann im Einzelfall Blähungen verursachen (v. a. wenn größere Mengen getrunken werden). In solchen Fällen können Sie statt normaler Milch laktosefreie Milch ausprobieren. Auch Dinkel-, Hafer-, Mandel- oder Sojamilch können verwendet werden. Achten Sie dabei auf den Calciumzusatz, damit Ihre Knochen genügend Baumaterial bekommen.
- Um Verstopfung infolge ballaststoffarmer Ernährung zu vermeiden, lassen Sie v. a. die unlöslichen Ballaststoffe (Vollkorngetreide, Hülsenfrüchte) weg. Lösliche Ballaststoffe aus Obst und Gemüse (anfangs in gekochter Form bzw. aus sehr reifen Früchten) werden besser vertragen (siehe Tabelle S. 162 im Kapitel „Obstipation“).

Wichtig: Wenn Sie einen Verdacht auf Nahrungsmittelunverträglichkeit (Laktose-, Fruktose-, Gluten- oder Histaminunverträglichkeit) haben, lesen Sie im Kapitel über Nahrungsmittelunverträglichkeiten (siehe S. 171) nach, wie Sie diese austesten können und was dabei zu beachten ist. Das Weglassen aller verdächtigen Nahrungsmittel kann schnell zu Mangelernährung führen.

Palatschinken mit Fenchelgemüse

Zutaten für 4 Portionen:

Palatschinken:

2 große Eier

500 ml Milch (1,5 %)

250 g Mehl (glatt)

Salz

2 EL Öl zum Ausbacken

Füllung:

6 mittelgroße Fenchelknollen

200 ml Gemüsesuppe

100 ml Weißwein

Einige Safranfäden

8 EL Schlagobers/Sahne

4 EL Sauerrahm/saure Sahne

Salz, Pfeffer aus der Mühle

Für den Teig Eier mit Milch, einer Prise Salz und Mehl zu einem glatten Teig rühren. Zugedeckt mindestens 30 Minuten stehenlassen.

In der Zwischenzeit den Fenchel vom Fenchelgrün befreien. Die Knollen putzen, halbieren und in schmale Streifen schneiden. Gemüsesuppe mit Weißwein und Safranfäden erhitzen, Fenchel unterheben und ca. 10 Minuten dünsten. Sobald der Fenchel etwas weich wird, Obers und Sauerrahm/saure und süße Sahne untermengen und mit Gewürzen abschmecken. Noch einige Minuten einkochen lassen.

Eine beschichtete Pfanne erhitzen und mit etwas Öl ausstreichen. Aus dem Teig ca. zwölf dünne Palatschinken backen, dabei die Pfanne immer wieder mit Öl bestreichen. Palatschinken warm stellen. Fenchelgemüse auf den Palatschinken verteilen und diese einrollen. Mit etwas Fenchelgrün garnieren und heiß servieren.

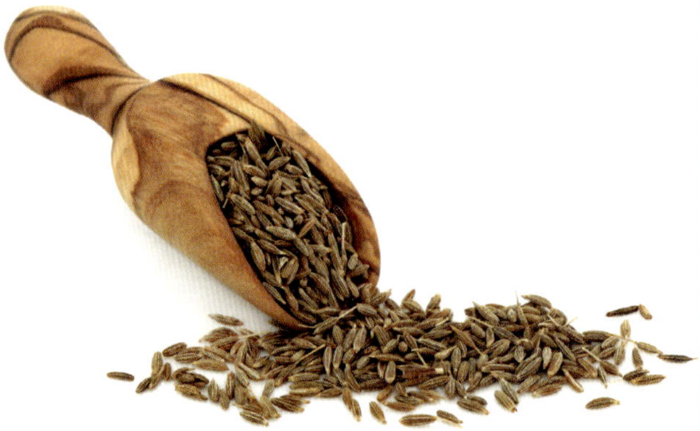

Top-Tipp

Entblähender Kümmeltee: Ein bis zwei Gramm Kümmel unmittelbar vor Gebrauch quetschen oder zerstoßen und mit kochendem Wasser übergießen. Bedeckt 10 bis 15 Minuten stehen lassen und dann abseihen. Den Tee gut warm schluckweise trinken.

Nahrungsmittelunverträglichkeiten

Worum geht es?

Nahrungsmittelintoleranzen zählen ebenso wie Nahrungsmittelallergien zur Gruppe der Nahrungsmittelunverträglichkeiten. Im Gegensatz zu Allergien handelt es sich bei einer Intoleranz um eine Unverträglichkeit, bei der das Immunsystem nicht beteiligt ist. Auslöser ist im Allgemeinen ein Enzymdefekt. In diesem Kapitel finden Sie Ernährungsempfehlungen zu den am häufigsten auftretenden Intoleranzen, nämlich der Laktose-, der Fruktose- und der Histaminunverträglichkeit sowie zu der relativ neu entdeckten Glutensensitivität oder Non Celiac Gluten Sensitivity (NCGS). Auf Zöliakie sowie auf Nahrungsmittelallergien und -kreuzallergien wird aufgrund des großen Umfangs dieser Gebiete nicht weiter eingegangen. Wenden Sie sich bitte in diesem Falle an eine medizinische Spezialistin oder einen Spezialisten.

Typische Symptome nach dem Verzehr von Laktose, Fruktose, Histamin oder Gluten sind beispielsweise Bauschmerzen, Bauchkrämpfe, Blähungen, Durchfälle, Übelkeit oder Kopfschmerzen.

Was ist wichtig?

Die **Milchzuckerunverträglichkeit oder Laktoseintoleranz** ist eine relativ weit verbreitete Nahrungsmittelunverträglichkeit. Durch die verringerte Aktivität oder das Fehlen des Enzyms Laktase kann der Milchzucker (Laktose) nicht in seine Einfachzucker, den Traubenzucker (Glukose) und den Schleimzucker (Galaktose), aufgespalten werden. Dadurch kann es nach dem Verzehr von Milch und Milchprodukten zu Beschwerden wie z. B. Bauchkrämpfen, Bauchschmerzen, Durchfall oder Blähungen kommen. Das Austesten auf eine Laktoseintoleranz kann in einem anerkannten Allergiezentrum, in einer Klinik oder bei internistischen Ärzten und Ärztinnen im niedergelassenen Bereich mittels H_2-Atemtest oder Gen-Test erfolgen. Betroffene Personen sollten den Verzehr von Milchzucker so weit wie möglich reduzieren bzw. vermeiden.

Fruktose wird – wie alle Einfachzucker – durch einen Transporter im Dünndarm aufgenommen. Bei der **Fruktosemalabsorption** oder **Fruchtzuckerunverträglichkeit** fehlt die Aktivität des Transporters oder sie ist stark verringert. Hierdurch kann der Fruchtzucker die Dünndarmwand nicht passieren. Er gelangt anschließend in tiefere Darmabschnitte, wo er Beschwerden wie Bauchkrämpfe, Blähungen, Durchfall u. Ä. verursacht. Fruktose ist v. a. in Obst, Obst- und Gemüsesäften, Honig und Limonaden enthalten. Das Austesten auf eine Fruktosemalabsorption kann ebenfalls in einem anerkannten Allergiezentrum, in einer Klinik oder bei internistischen Ärzten und Ärztinnen im niedergelassenen Bereich mittels H_2-Atemtest oder Gentest erfolgen. Betroffene Personen sollten den Verzehr von Fruchtzucker so weit wie möglich reduzieren bzw. vermeiden.

Eine **Histaminintoleranz** wird durch das fehlende Enzym Diaminoxidase ausgelöst. Histamin kommt in natürlicher Form im Körper vor. Allerdings kann es durch den Enzymmangel beim Verzehr von histaminhaltigen Lebensmitteln zu Beschwerden wie Kopfschmerzen, Hautrötungen, Erbrechen, Bauchkrämpfen, Durchfall u. Ä. kommen. Histamin wird in Lebensmitteln v. a. durch den bakteriellen Abbau von Eiweiß während des Reifungsprozesses gebildet. Das Austesten auf eine Histaminintoleranz kann in einem anerkannten Allergiezentrum, in einer Klinik oder bei internistischen Ärzten und Ärztinnen im niedergelassenen Bereich erfolgen – und zwar mittels Bluttest, der über den Histamin- und Diaminoxidasespiegel im Körper Auskunft gibt. Betroffene Personen sollten den Verzehr von Histamin so weit wie möglich reduzieren bzw. vermeiden.

Das Beschwerdebild der **Glutensensitivität** oder **NCGS** (Non Celiac Gluten Sensitivity) wurde erst in den letzten Jahren erforscht. Es handelt sich um eine Unverträglichkeit gegenüber glutenhaltigen Getreidesorten (Weizen, Roggen, Gerste, Hafer), die nicht durch die Autoimmunerkrankung Zöliakie bedingt ist. Die Symptome reichen von Kopfweh über Gelenksbeschwerden und Taubheitsgefühl in Fingern und Zehen bis hin zu klassischen gastrointestinalen Beschwerden wie Blähungen, Blähbauch, Bauchschmerzen oder Durchfall. Die Diagnose von NCGS führt über mehrere Stufen. In einem ersten Schritt müssen eine Zöliakie oder Weizenallergie ausgeschlossen werden. In einem nächsten Schritt sollte über einen Zeitraum von mindestens drei Wochen eine glutenfreie Diät eingehalten werden; darauf folgt eine Lebensmittelprovokation mit glutenhaltigem Essen. Kehren die Beschwerden wieder, kann man von einer NCGS ausgehen und Sie sollten zu Ihrer glutenfreien Ernährung zurückkehren. Es scheint aber so zu sein, dass nach dem völligen Abklingen der Beschwerden kleine Mengen von glutenhaltigem Getreide ab und zu wieder vertragen werden.

Bei Ihnen ist bereits eine Lebensmittelunverträglichkeit diagnostiziert worden und Sie wissen nicht, wie Sie damit umgehen sollen? Lassen Sie sich für eine bedarfsdeckende, ausgewogene Ernährung, bei der Sie sich nicht unnötig „kasteien", von einer Expertin oder einem Experten beraten (Österreich: Diätologin/Diätologe, Deutschland: Diätassistentin/Diätassistent bzw. Oecotrophologin/Oecotrophologen)!

Achtung! Nehmen Sie Abstand von Laboren, die angeben, Sie mithilfe einiger Tropfen Ihres Fingerblutes auf sämtliche potenziell unverträgliche Nahrungsmittel zu testen. Diese sogenannten IgG4-Tests haben keinerlei medizinische Relevanz und Aussagekraft. Die in diesen Tests bestimmten Antikörper treten als natürliche Folge des Genusses von Nahrungsmitteln auf und lassen keinen Schluss auf Nahrungsmittelallergien oder -intoleranzen zu. Also lieber Finger weg: Diese Austestungen sind in den meisten Fällen teuer und können durch die Empfehlung, die scheinbar nicht vertragenen Lebensmittel wegzulassen, zu einer Fehl- und Mangelernährung führen!

Was können Sie tun?

Ernährungsempfehlungen bei Laktoseintolaranz

- Verwenden Sie laktosefreie Milch und Milchprodukte. Darin ist die Laktose bereits aufgespalten, wodurch die Verträglichkeit dieser Produkte sehr gut ist.
- Wenn Sie Sojamilch und -joghurt konsumieren, achten Sie darauf, dass diese mit Calcium angereichert sind. Die Kennzeichnung dafür können Sie auf der Verpackung nachlesen.
- Achten Sie auf eine ausreichende Calciumzufuhr durch Beeren, Zitrusfrüchte, Kohlgemüse, Kräuter und calciumreiches Mineralwasser (150 mg Calcium pro Liter).
- Lesen Sie die Zutatenlisten von abgepackten Lebensmitteln und achten Sie darauf, ob Milchzucker oder Milchprodukte zugesetzt sind, die Milchzucker enthalten.
- Bezeichnungen wie „Laktose“, „Milchzucker“, „Molkenpulver“, „Süßmolke“, „Sauermolke“, „Milch“, „entrahmte Milch“ „Milchpulver“, „Rahm“, „Butter“, „Magermilchpulver“ oder „Obers/Sahne“ weisen auf einen Milchzuckergehalt hin. Wichtig ist auch die Reihung der Zutaten: Je weiter vorne sie in der Inhaltsstoffliste stehen, desto mehr ist davon enthalten.
- Vergorene Milchprodukte wie z. B. Joghurt, Sauermilch oder Buttermilch weisen einen geringeren Laktosegehalt auf als Milch, da die Laktose durch die Milchsäurebakterien teilweise abgebaut wird. Des Weiteren sind die meisten Hart- und Schnittkäsesorten von Natur aus laktosefrei. Probieren Sie schrittweise aus, welche Mengen an Käse, Topfen/Quark oder Joghurt Sie vertragen.

Ernährungsempfehlungen bei Fruktosemalabsorption

- Probieren Sie nach dem zweiwöchigen Fruktosefasten schrittweise aus, welche Mengen an Fruchtzucker Sie vertragen. Häufig können betroffene Personen exotische und nicht zu süße heimische Obstsorten in moderaten Mengen essen.

- Traubenzucker kann die Aufnahme von Fruktose unterstützen. **Tipp:** Essen Sie Obst zusammen mit einem kleinem Traubenzuckerbonbon und süßen Sie Kompott oder Marmelade mit Traubenzucker (Glucose).
- Sorbit bzw. Xylit (wird häufig zuckerfreien Produkten zugesetzt) blockiert die Aufnahme von Fruktose und verursacht ähnliche Beschwerden. Meiden Sie daher zuckerfreie Kaugummis und Bonbons (z. B. Hustenbonbons).
- Meiden Sie sogenannte „Wellness-Getränke“ sowie „Light-Produkte“. Diese werden meist mit Fruktose bzw. Oligofruktose und Inulin (lange Fruktoseketten) hergestellt. Lesen Sie in der Zutatenliste immer nach, ob diese Lebensmittel tatsächlich frei von Fruchtzucker sind. Achten Sie auf Begriffe wie „Fruktose“, „Fruchtzucker“, „Fruktose-Glukose-Sirup“, „Inulin“, „Oligofruktose“, „Sorbit“, „ Xylit“, „Mannit“, „Isomalt“.

Ernährungsempfehlungen bei Histaminintoleranz

- Meiden Sie lange gelagerte, gereifte oder vergorene Lebensmittel wie Rohwürste, Käse, Wein, Konserven o. Ä.
- Spinat und Fisch enthalten ebenfalls Histamin, wobei hier die Toleranz bei einer frischen und raschen Zubereitung individuell ausgetestet werden kann.
- Schokolade, Erdbeeren, Zitrusfrüchte und diverse andere Lebensmittel sind sogenannte Histaminliberatoren, das heißt sie können Histamin im Körper freisetzen. Testen Sie jedoch Ihre Toleranz aus, bevor Sie unnötigerweise auf einige Lebensmittel verzichten.
- Kochen Sie am besten selbst, verwenden Sie frische Lebensmittel und lassen Sie keine fertig gekochten Speisen lange bei Zimmertemperatur stehen, da es auf diese Weise zu einem schnellen bakteriellen Abbau kommt und Histamin entsteht.
- Trinken Sie vor oder während der Mahlzeit keinen Alkohol, da er jene Enzyme blockiert, die Histamin abbauen.

- **Tipp:** Bei Pollen- und Grasallergikern empfiehlt es sich, in der Zeit der stärksten allergischen Belastung eine streng histaminarme Ernährung einzuhalten, da der Körper aufgrund der hohen Eigenproduktion von Histamin bei der Allergenabwehr einer großen Belastung ausgesetzt ist.
- Zusammengefasst sind die häufigsten Auslöser von Beschwerden bei Histaminintoleranz folgende (nach Jarisch, 2004):
  1. Alkoholische Getränke (insbesondere Rotwein)
  2. Käse (insbesondere Hartkäse wie Emmentaler)
  3. Schokolade
  4. Salami und Rohwürste
  5. Nüsse
  6. Tomaten
  7. Erdbeeren, Zitrusfrüchte und andere Histaminliberatoren
  8. Sauerkraut
  9. Spinat
  10. Fisch

Ernährungsempfehlungen bei Glutensensitivität (NCGS)

Beim derzeitigen Wissenstand gibt es noch keine einheitliche ernährungsmedizinische Vorgehensweise bei NCGS. Eine glutenfreie Diät kann bisweilen teuer und aufwändig sein. Führen Sie daher die Ausschlussdiät nur in den geschulten Händen einer Ärztin oder eines Arztes bzw. einer ernährungsmedizinischen Expertin bzw. einem Experten!

Empfehlungen:

- Meiden Sie alle Produkte aus den glutenhaltigen Getreidesorten Weizen, Roggen, Gerste und Hafer sowie aus deren Abkömmlingen Dinkel, Grünkern, Kamut, Einkorn und Emmer.

- Wählen Sie aus folgenden glutenfreien Alternativen:
  - Kartoffeln, Mais, Maisstärke (Maizena), Reis, Hirse, Buchweizen, Quinoa, Amarant
  - Sojabohnen, Esskastanien(-mehl)
  - Nüsse, Sesam, Sonnenblumenkernen
  - Johannisbrotkernmehl, Guarkernmehl, Sago (Stärke aus Palmmark)
  - industriell hergestellte Fertigprodukte mit dem Herstellerhinweis „glutenfrei"
  - speziell für die glutenfreie Ernährung hergestellte Produkte
  - Fleisch, Fisch, Eier
  - Milch und Milchprodukte (unverarbeitet)
  - Obst, Gemüse, Säfte
  - Honig, Marmelade

Geflügelreis mit Blattsalatmischung

Zutaten für 4 Portionen:

400 g Hühnerfilet

200 g Karotten

200 g Sellerie

160 g Reis

200 g Spargelspitzen

2 EL Petersilie, gehackt

Salz

2 EL Olivenöl

200 g Blattsalatmischung

Marinade: Kürbiskernöl, mit Wasser verdünnter Apfelessig, Salz, Kresse

Gemüse putzen, schälen und klein schneiden. Hühnerfilets und Gemüse in 1000 ml gesalzenem Wasser ca. 15 Minuten kochen. Fleisch und Gemüse herausnehmen und in der Suppe den Reis ca. 25 Minuten dünsten. Hühnerfleisch klein schneiden und mit dem Gemüse zum Reis geben. Mit Salz und gehackter Petersilie abschmecken und zum Schluss mit Öl verfeinern. Blattsalatmischung marinieren und zum Geflügelreis servieren.

Top-Tipp

Testen Sie Ihre individuelle Toleranz bei Nahrungsmittelunverträglichkeiten aus!

Meiden Sie dafür zwei Wochen lang je nach Diagnose Laktose, Fruktose oder Histamin. Nach dem Fasten integrieren Sie bestimmte Lebensmittel wieder schrittweise in Ihren Speiseplan, z. B. ein halbes Joghurt mit Butterkeksen als Zwischenmahlzeit, ein kleines Schälchen Obstsalat aus exotischen Früchten mit Traubenzucker gesüßt, ein tiefgekühltes Schollenfilet in der Pfanne gebraten etc. Wichtig ist, dass Sie pro Tag nur ein Lebensmittel testen. Dies sollte vorwiegend um die Mittagszeit erfolgen, da hier die individuelle Toleranz am größten zu sein scheint. Ein Ernährungstagebuch kann Ihnen bei der Findung Ihrer individuellen Dauerernährung eine Hilfe sein.

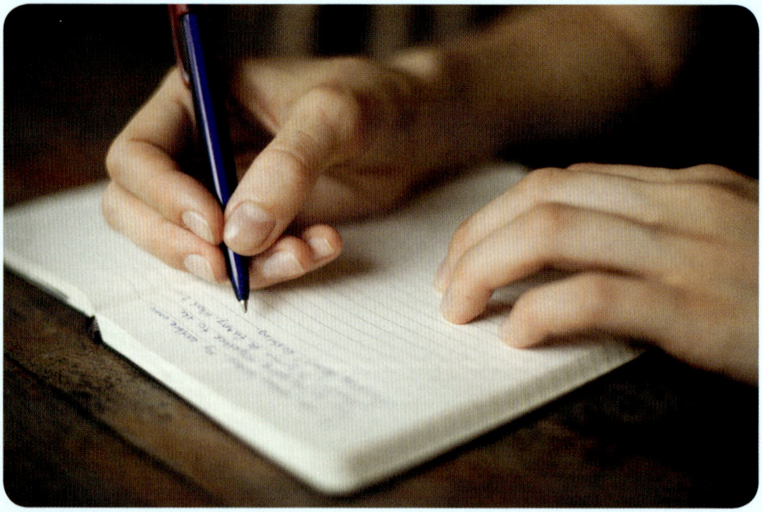

Quellen

Bischoff, S. (2010): Nahrungsmittelallergien und -intoleranzen. In: Biesalski, H. et al.: Ernährungsmedizin, S. 760–777. Stuttgart: Georg-Thieme-Verlag.

Bischoff, S. (2012): Stress im Darm. Interview. Ernährungs Umschau 3, S. 162–164.

Caspary, W. et al. (2005): Therapie Gastroenterologischer Krankheiten. Heidelberg: Springer-Verlag.

Cvitkovich-Steiner, H.: Die „Anti-Pilz-Diät" – eine berechtigte Therapiemaßnahme? [WWW]: http://www.oege.at/ (12.05.2013)

Deutsche Candida Hilfe e.V.: Anti Pilz Diät. [WWW]: http://www.candida.de/pages/service/lebensmittel.html (12.05.2013)

Deutsche Gesellschaft für Verdauungs- und Stoffwechselkrankheiten (DGVS)/Deutsche Gesellschaft für Neurogastroenterologie und Motilität (DGNM) (2011): S3 Leitlinie Reizdarmsyndrom: Definition, Pathophysiologie, Diagnostik und Therapie.

Duke, J. (2010): Heilende Nahrungsmittel. München: Arkana.

Fischer, H. (2004): Harnwegsinfektionen. Vorbeugen, Erkennen, Behandeln. Wien: Verlagshaus der Ärzte.

Guidelines for the Diagnosis and Management of Gastroesophageal Reflux Disease (2013): The American Journal of Gastroenterology 108, S. 308–332.

Kasper, H. (2004): Ernährungsmedizin und Diätetik. München: Urban & Fischer.

Keller, J. et al. (2011) S-3 Leitlinie der DGVS und DGNM zur Definition, Pathophysiologie, Diagnostik und Therapie intestinaler Motilitätsstörungen. Z Gastrenterolog 49, S. 374–390.

Kleine-Tebbe, J. et al: Keine Empfehlung für IgG- und IgG4-Bestimmungen gegen Nahrungsmittel. Leitlinie der Deutschen Gesellschaft für Allergologie und klinische Immunologie (DGAKI), des Ärzteverbandes Deutscher Allergologen (ÄDA), der Gesellschaft für Pädiatrische Allergologie und Umweltmedizin (GPA), der Österreichischen Gesellschaft für Allergologie und Immunologie (ÖGAI) und der Schweizerischen Gesellschaft für Allergologie und Immunologie (SGAI) nach Übernahme des Task Force Report* der European Academy of Allergology and Clincal Immunology (EAACI). Allergo Journal 2009 18, S. 267–273.

Kramer, H. et al. (2009): Tabuthema Obstipation. Aktuelle Ernährungsmedizin 34, S. 38–46.

Kramer, L./Widhalm, A. (Hg.) (2011): Ernährung bei Lebererkrankungen. Wien: Verlag Wilhelm Maudrich.

Lass-Flörl, C. (2010): Einfluss der Ernährung auf Pilzerkrankungen. In: Ledochowski, M.: Klinische Ernährungsmedizin. Wien: Springer-Verlag, S. 409–417.

Layer, P. et al. (2011): S3 Leitlinie Reizdarmsyndrom. Z Gastroenterol 49, S. 237–293.

Lichtenberger, D. (2009): Harnwegsinfektion. Gibt es Alternativen zu Antibiotikatherapie? Bakkalaureatsarbeit an der Medizinischen Universität Graz.

Matejka, R. (2006): Darmpilze – die Diagnose ist noch keine Krankheit. Der Naturarzt – Ihr Gesundheitsratgeber 6, S. 8–10.

Meier, R. (2012): Ernährung bei Reizdarmsyndrom. Journal für Gastroenterologische und Hepatologische Erkrankungen 10 (2), S. 20–26.

Moser, G. (2009): Reizdarmsyndrom und Psychosomatik. Journal für Ernährungsmedizin 11 (2), S. 18.

Oberbeil, K./Lentz, C. (2006): Obst und Gemüse als Medizin. München: Südwest-Verlag.

Österreichische Apothekerkammer: Kümmel ist das beste pflanzliche Mittel gegen Blähungen. [WWW]: http://www.apotheker.or.at/Internet/OEAK/NewsPresse_1_0_0a.nsf/webPages/F3B2F94F5D1F06F4C12573A7003D8A14!OpenDocument (20.07.2013)

Reider, N. (2010): Nahrungsmittelallergien und -unverträglichkeiten. In: Ledochowski, M.: Klinische Ernährungsmedizin. Wien: Springer-Verlag, S. 419–459.

Riss, P. (2003): Preiselbeersaft und Blasenentzündungen. Journal für Ernährungsmedizin 5 (4), S. 38–40.

Rüffer, A. et al. (2013): Meteorismus und Flatulenz. EHK 62, S. 11–16.

Sapone, A. et al. (2013): Spectrum of gluten-related disorders: consensus on new nomenclature and classification. BMC Medicine 2012 (10), S. 13.

Schilcher, H./Kammerer, S./Wegener, T. (2007): Leitfaden Phytotherapie. München: Urban & Fischer.

Schulze, J./Sonnenborn, U. (2009): Pilze im Darm – von kommensalen Untermietern zu Infektionserregern. Dtsch Arztebl Int 106 (51–52), S. 837–842.

Siedentopp, U: Die Anti-Pilz-Diät. [WWW]: http://www.candida.de/pages/service/diaet.html (13.05.2013)

Stöcklmayer, A. et al. (2002): Ernährungstherapie bei Obstipation. Journal für Ernährungsmedizin 4.

Troncone, R./Jabri, B. (2011): Coeliac disease and gluten sensitivity. Journal of Internal Medicine 269 (6), S. 582–590.

UEG (United European Gastroenterology) (2013): Pressemitteilung vom 26.06.2013. [WWW]: http://www.ueg.eu/news-press/releases/ueg-press-release/article/non-coeliac-gluten-sensitivity-a-new-clinical-entity-and-a-gift-for-the-gluten-free-industry/ (27.11.2013)

Wiesenauer, M. (2008): PhytoPraxis. Heidelberg: Springer-Medizin-Verlag.

Wolf, E. (2007): Brennpunkt Blase. [WWW]: http://www.pharmazeutische-zeitung.de/index.php?id=3596 (13.05.2013)

World Gastroenterology Organisation (2007): World Gastroenterology Organisation Practice Guidelines: Constipation.

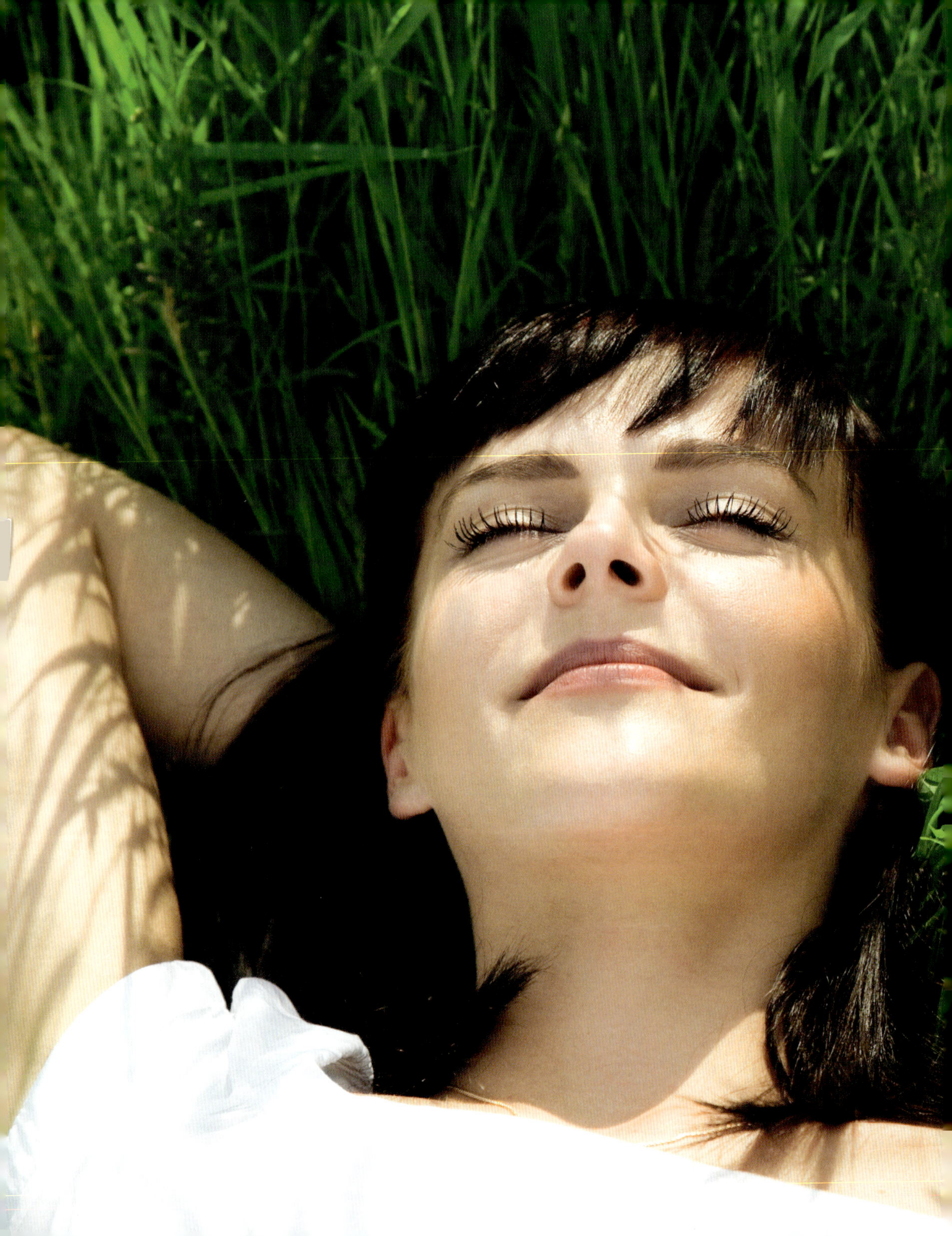

Beauty und Anti-Aging

Haut

Worum geht es?

Die Haut ist mit fast zwei Quadratmetern Oberfläche unser größtes Organ und gleichzeitig das Spiegelbild unserer Ernährungsgewohnheiten und des Lebensstils. Mit dem Alter verändert sich die Hautbeschaffenheit, und die Regenerationsfähigkeit lässt nach. Stille, chronische Entzündungen sind Ursache für fast alle Alterungsvorgänge im gesamten Körper, so auch in der Haut. Diese führen zu ihrer Erschlaffung und zum Verlust ihrer Elastizität. Etwa ab dem 30. Lebensjahr wird die oberste Hautschicht (Epidermis) immer dünner; die Elastizität und Festigkeit der Haut nimmt ab, weil in der darunter liegenden Schicht, der Lederhaut (Dermis), weniger kollagene und elastische Fasern gebildet werden. Die Haut kann weniger Feuchtigkeit binden und gleichzeitig wird sie von innen weniger gefettet. Ob die Haut gut durchblutet ist, hängt auch von Ablagerungen in den Blutgefäßen ab.

Gesundheit und Aussehen unserer Haut hängen von verschiedenen Faktoren ab wie z. B. von UV-Strahlung, Umweltverschmutzung, Lebensstil, Genetik, Hormonhaushalt etc. Einige von diesen Faktoren können wir selbst beeinflussen.

Was ist wichtig?

Der Hautzustand und die Alterungsprozesse lassen sich bis zu einem gewissen Grad durch die Ernährung beeinflussen. Denn auch mit den besten Kosmetikprodukten lassen sich die negativen Folgen einer fehlerhaften Ernährung nicht ausgleichen. Diese macht sich oft an fahler und müder Haut, brüchigen Nägeln, Hautunreinheiten und vermehrter Faltenbildung bemerkbar. Die größten „Hautsünden“ sind:

Ursache	Auswirkung
Falsche Ernährung, reich an Zucker und Weißmehlprodukten	➻ Übermäßige Zufuhr an entzündungsfördernden Substanzen ➻ Faltenbildung ➻ Schnellere Alterung ➻ Verlust der Elastizität ➻ Förderung von Cellulite
Flüssigkeitsmangel	➻ Hauttrockenheit ➻ Vorzeitige Faltenbildung
Rauchen	➻ Verschlechterte Durchblutung der Haut ➻ Feuchtigkeitsverlust, die Haut wird dünner ➻ Schnellere Faltenbildung ➻ Entstehung von freien Radikalen, dadurch schnellerer Alterungsprozess
Schlafmangel	➻ Verminderte Regeneration der Haut
Ausgedehnte Sonnenbäder und Solarium	➻ Verlust von Feuchtigkeit und Elastizität ➻ Faltenbildung ➻ Entstehung von freien Radikalen, dadurch schnellerer Alterungsprozess
Stress, Übergewicht	➻ Bildung von freien Radikalen und entzündungsfördernden Botenstoffen
Bewegungsmangel	➻ Verschlechterte Durchblutung der Haut ➻ Schnellere Alterung ➻ Förderung von Cellulite

Was können Sie tun?

Durch falsche Ernährung führen wir dem Körper große Mengen an entzündungsfördernden Substanzen zu. Aber es gibt auch viele Lebensmittel, die Entzündungsreaktionen eindämmen. Mit diesen Nahrungsmitteln können Sie eine hautverjüngende und -straffende Wirkung erzielen:

- Nehmen Sie jeden Tag eine Portion Sojaprodukte zu sich (Sojamilch, Sojadesserts, Sojajoghurt, Sojabohnen, Tofu). Die darin enthaltenen Phytoöstrogene können während und nach den Wechseljahren den Abbau von Kollagen und Elastinfasern in der Haut verringern.
- Machen Sie einen Ölwechsel!
  - Verzichten Sie beim Kochen auf Öle mit entzündungsfördernden Substanzen, etwa Maiskeimöl und Sonnenblumenöl;
  - verwenden Sie Rapsöl zum Kochen und verfeinern Sie Ihre Gerichte mit Hanföl, Leinöl, Olivenöl, Sojaöl und Walnussöl. Essen Sie häufiger auch andere Lebensmittel mit Omega-3-Fettsäuren wie fette Seefische (Lachs, Hering, Makrele, Sardinen), Avocado, Leinsamen und Walnüsse.
- Essen Sie mindestens fünfmal täglich frisches Gemüse und Obst, dabei auch Rohkost und Hülsenfrüchte. Saisonale, einheimische bzw. tiefgefrorene Früchte und Beeren weisen höhere antioxidative Werte auf als importierte Ware. Den besten Schutz gegen freie Radikale bieten Brombeeren, Erdbeeren, Grapefruit, Heidelbeeren, Himbeeren, Ribisel/Johannisbeeren, Karotten, Marillen/Aprikosen, Oliven, Orangen, rote Paprika, Spinat, Tomaten und blaue Trauben. Essen Sie diese Früchte bzw. dieses Gemüse mehrmals pro Woche.

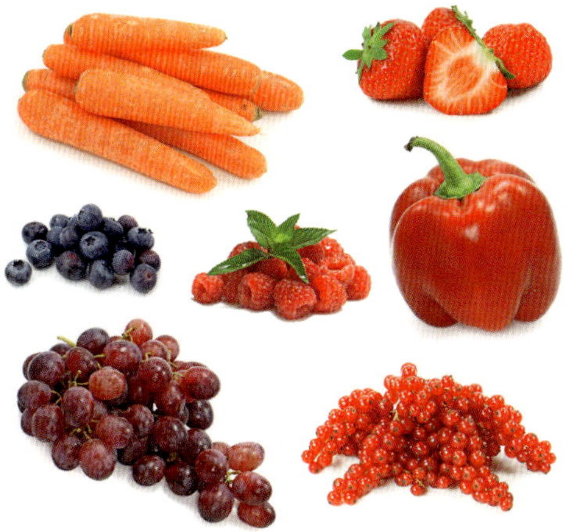

- Trinken Sie Mineralwasser, ungezuckerten schwarzen und bevorzugt grünen Tee. Lassen Sie den grünen Tee zehn Minuten ziehen und trinken Sie ihn ohne Milch.
- Ananas und Granatapfel sorgen aufgrund ihres hohen Gehalts an Antioxidantien sowohl äußerlich als auch innerlich angewandt für schöne Haut.
- Verwenden Sie häufiger entzündungshemmende Gewürze wie Kurkuma, Ingwer oder Zimt.
- Konsumieren Sie täglich ein kleines Stück dunkle Schokolade. Schokolade mit mehr als 70 % Kakaogehalt enthält wertvolle Polyphenole und Gerbstoffe, die vor freien Radikalen und Entzündungen schützen.

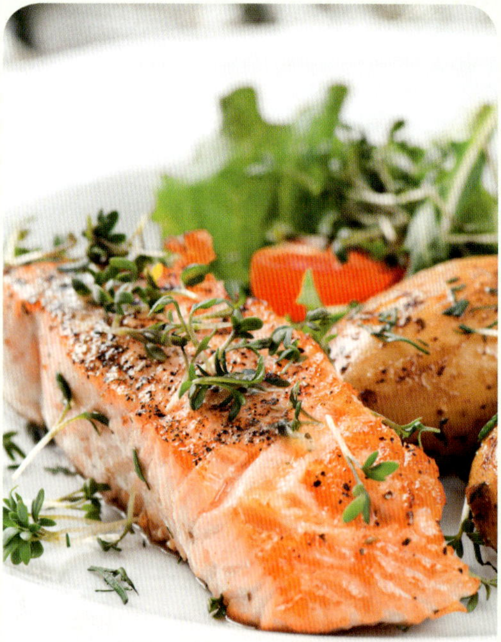

- Essen Sie täglich ein bis zwei Paranüsse – damit können Sie Ihren Tagesbedarf an Selen abdecken, das bei Entzündungsprozessen eine wichtige Rolle spielt.
- Verzehren Sie wenig Lebensmittel, die viel Arachidonsäure enthalten und infolgedessen entzündungsfördernd wirken, z.B. Eidotter, Hühnerkeule, Leberwurst, Schweineleber, Schweineschmalz, Schweine- und Rindfleisch, Thunfisch und Wurst.
- Konsumieren Sie ein- bis zweimal pro Woche eine Fischmahlzeit, v.a. die fettreichen Seefische wie Hering, Lachs, Makrele, Sardinen und Wildlachs mit hohem Gehalt an Omega-3-Fettsäuren.
- Verzehren Sie bevorzugt Vollkornprodukte (Brot, Müsli, Getreideflocken, Vollkornnudeln).

- Bewegen Sie sich mindestens eine halbe Stunde täglich an der frischen Luft und achten Sie auf Ihr Gewicht. Übermäßige Fettzellen führen ebenfalls zu Entzündungsvorgängen im Körper!
- Essen Sie dreimal pro Tag und halten Sie eine mehrstündige Pause zwischen den Mahlzeiten ein.
- Das wirksamste Mittel gegen Cellulite lautet: Sport. Durch Muskelaufbau an den betreffenden Stellen – meist Oberschenkel und Po – wirken Gewebe und Haut viel straffer und die Dellen zeigen sich nicht mehr so unschön.
- Wenn Sie unter Akne, Papeln und Pusteln leiden, stellen Sie Ihre Ernährung um. Akne kann begünstigt werden durch:
  - Trinkmilch und Milchprodukte wie Joghurt, Buttermilch, Molke, Frischkäse und Molkeproteinkonzentrate, v.a. die Kombination aus Zucker und Milchprodukt (hoher glykämischer Index); Alternativen: calciumangereicherte Sojaprodukte (z.B. Sojamilch, -joghurt, -pudding);
  - Milchschokolade, Süßigkeiten, Kartoffelchips;
  - Cornflakes und andere Kohlenhydrate mit hohem glykämischem Index wie Weißbrot, Reis, Kartoffeln, Weizennudeln;
  - Fast Food;
  - häufige Zwischenmahlzeiten, Bewegungsmangel und Übergewicht;
  - gezuckerte Softdrinks, z.B. Cola, Wellness-Getränke und Limonaden;
  - Rauchen!

Essen Sie mehr von diesen Lebensmitteln:

Vollkornbrot, Müsli, Vollkornnudeln, Sojaprodukte, Lachs, Makrele, Nüsse, Rapsöl, Beerenfrüchte, Marillen/Aprikosen, Grapefruits, Orangen, blaue Trauben, Oliven, Karotten, Tomaten, Spinat, rote Paprika, grüner Tee

Lachsfilet mit Brokkoli und Dinkelbandnudeln

Zutaten für 4 Portionen:

4 Lachsfilets (à ca. 150 g)

800 g Brokkoli

2 EL Olivenöl

2 EL Butter

Saft einer Zitrone

2 EL Petersilie, gehackt

Salz, Pfeffer

300 g Dinkelbandnudeln (roh gewogen)

Lachsfilet waschen und trocken tupfen. Olivenöl mit Zitronensaft, Salz und Pfeffer verrühren und den Fisch darin ca. 20 Minuten marinieren. In der Zwischenzeit Brokkoli putzen und in Röschen teilen. Lachsfilets in der heißen Butter von beiden Seiten ca. 5 bis 8 Minuten braten, mit der verbliebenen Marinade aufgießen und kurz weiterdünsten. Währenddessen Brokkoliröschen in Salzwasser bissfest garen. Fertigen Fisch mit Brokkoli anrichten und mit gehackter Petersilie bestreuen. Als Beilage passen dazu sehr gut Dinkelbandnudeln, die lt. Packungsbeilage in Salzwasser al dente gekocht werden können.

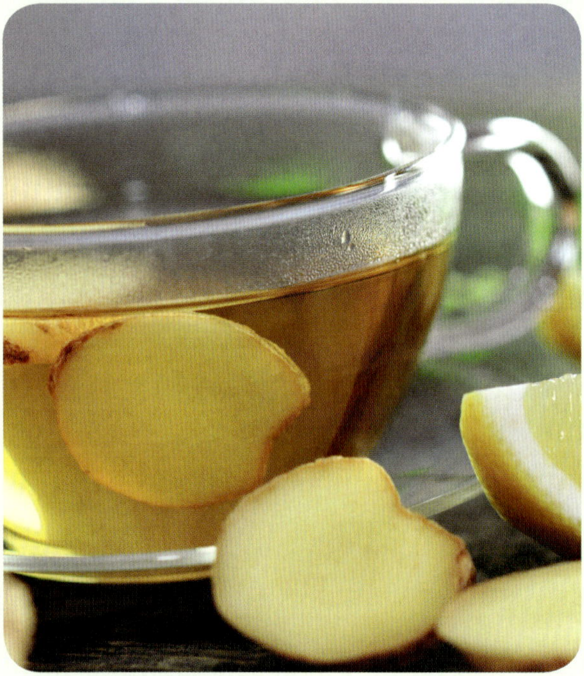

Top-Tipp

Mischen Sie sich einen Anti-Aging-Tee für Ihre Haut! Überbrühen Sie zwei Scheiben Ingwer mit einem Liter kochendem Wasser, geben Sie einen Teelöffel Ceylon-Zimt, einen halben Teelöffel Kurkuma und einen Spritzer Zitrone hinzu und lassen Sie das Ganze einige Minuten ziehen. Seihen Sie den Tee ab (Sie können die Gewürze auch gleich in einen Teefilter geben) und trinken Sie ihn über den Tag verteilt. Wenn Ihnen der Tee zu bitter ist, können Sie ihn mit maximal einem Teelöffelchen Honig süßen.

Haare und Nägel

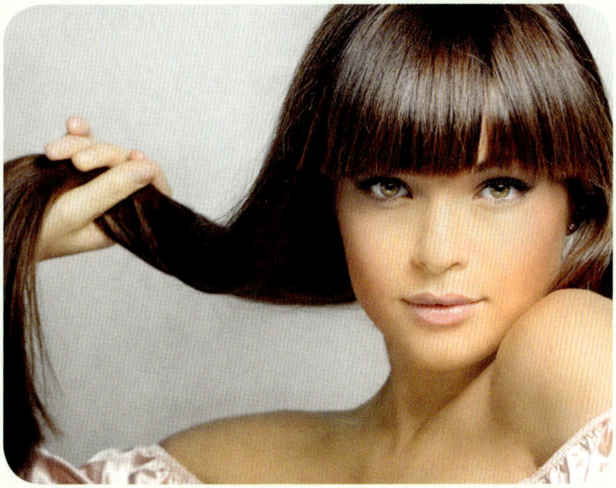

Worum geht es?

Jeden Tag verliert der Mensch zwischen 70 und 100 Haare. Diese wachsen bei gesunden Menschen normalerweise laufend nach. Bei einem saisonal verstärkten Haarausfall (meistens im Herbst oder im Frühjahr), der sich von selbst wieder reguliert, ist eine Therapie nicht notwendig. Ein stärkerer Haarausfall kann auch nach dem Haarefärben bzw. bei allergischen Reaktionen auf bestimmte Haarpflegeprodukte auftreten oder Folge eines gestörten Hormonhaushalts bei Schilddrüsenerkrankungen bzw. der Menopause sein. Aber auch chronische Darmerkrankungen oder Darmoperationen, einseitige Diäten und Essstörungen können zu Nährstoffmangel und somit zu dünnem Haar und später zu Haarausfall führen.

Nagelveränderungen haben häufig keine ernsten Ursachen, es kann jedoch auch eine Erkrankung dahinter stecken. Längsrillen in den Nägeln sind häufig eine einfache Alterserscheinung. Wenn Ihre Nägel jedoch stark brüchig oder verformt sind bzw. erhebliche farbliche Veränderungen aufweisen, sollten Sie eine Hautärztin oder einen Hautarzt aufsuchen. Da eine Pilzerkrankung, ein allergisches Kontaktekzem, Schuppenflechte oder eine andere dermatologische Erkrankung der Grund dafür sein könnte, ist es wichtig, eine eventuelle Erkrankung als Ursache für die Nagelprobleme auszuschließen. Auch Diabetes mellitus, Schilddrüsen- oder Stoffwechselerkrankungen müssen ausgeschlossen werden. Exzessive oder falsche Diäten können ebenfalls zu Mangelernährung und somit zu einem Mangel an B-Vitaminen, an Vitamin A, an Zink oder Eisen führen, was sich in brüchigen, splitternden und zu weichen Nägeln zeigen kann.

Was ist wichtig?

Haare und Nägel sind nicht nur für unser äußeres Erscheinungsbild wichtig, sie zeigen auch an, wie gesund wir sind. Stumpfes Haar und brüchige Fingernägel könnten einen Mangel an den für gesundes Wachstum notwendigen Nährstoffen bedeuten. Für gesunde Haare und kräftige Nägel sind neben Mineralstoffen auch Vitamine, Eiweiß und Spurenelemente notwendig. Es empfiehlt sich eine vollwertige Ernährung mit viel Vollkorn, Obst und Gemüse. Meiden Sie radikale Diäten – sie können zu starken Mangelerscheinungen führen. Achten Sie auf die Zufuhr von folgenden Spurenelementen und Vitaminen, die im Stoffwechsel der Haare und Nägel eine wichtige Rolle spielen:

- Unentbehrlich für das Wachstum gesunder Haare und Nägel ist **Biotin (Vitamin H)**. Es steckt in Hülsenfrüchten (Bohnen, Erbsen, Kichererbsen, Linsen, Soja), Champignons, Eigelb, Haferflocken, Hefe, Nüssen, Spinat und Vollkornprodukten.
- **Zink** spielt ebenfalls eine wichtige Rolle beim Haar- und Nagelwachstum. Brüchiges Haar, Haarausfall und weiße Flecken auf den Nägeln können ein Hinweis auf Zinkmangel sein. Da wir Zink im Körper nicht speichern können, ist die tägliche Zufuhr von Zink mit der Nahrung besonders wichtig. Gute Zinkquellen sind Eier, Fleisch, Milch und Milchprodukte sowie Vollkornprodukte.
- **Selen**mangel kann sich in gestreiften Nägeln äußern. Eier, Fisch, Fleisch, Linsen, Paranüsse und Spargel sind gute Selenlieferanten.
- Die Haarstruktur verbessert sich, wenn genügend **Kupfer** zugeführt wird. Kupfer ist in Fisch, grünen Gemüsesorten, Innereien, Kaffee, Kakao, Nüssen, Sonnenblumenkernen, Tee und Vollkornprodukten enthalten.
- Auch ein Mangel an der **Aminosäure L-Lysin** kann Haarausfall verstärken. Diese Aminosäure wird im Rahmen einer ausgewogenen Ernährung aber ohnedies aufgenommen, v. a. durch den Verzehr tierischer Eiweißquellen wie Eier, Fisch und Fleisch.

- **Vitamin-A**-Mangel kann brüchige Fingernägel verursachen. Gute Lieferanten von Vitamin A bzw. ihrer Vorstufen Retinol und Beta-Carotin sind Eier, fetter Käse und Leber sowie pflanzliche Lebensmittel wie Brokkoli, gelbe Obstsorten, Grünkohl/Wirsing, Karotten, Spinat und Tomaten. Eine Überdosierung von Vitamin A mit Nahrungsergänzungsmitteln kann an einem vermehrten Haarausfall schuld sein.
- Alle **B-Vitamine** (B-Komplex) werden von der Haut für ein gesundes Wachstum von Nägeln und Haaren gebraucht. B-Vitamine finden sich v. a. in Eiern, Fisch, Fleisch, Hefe, Milchprodukten, Nüssen, Weizenkeimen und Vollwertgetreide.
- **Vitamin C** ist ebenfalls wichtig für gesunde Haare sowie kräftige Nägel und kann zusätzlich den unschönen braunen Flecken an den Nägeln vorbeugen. Gute Quellen sind Brokkoli, Kartoffeln, Kiwi, Paprika, grüne Petersilie, Ribisel/Johannisbeeren, Sanddorn, Sauerkraut und Zitrusfrüchte.

Menschen, die sich ausgewogen ernähren, sind meist gut mit allen Nährstoffen versorgt. Nahrungsergänzungsmittel sollten nur diejenigen nehmen, die einen von der Ärztin oder dem Arzt nachgewiesenen Mangel an bestimmten Nährstoffen haben. Denn auch der exzessive Gebrauch von Nahrungsergänzungsmitteln (z. B. von Vitamin A) kann zu Haarausfall führen.

Was können Sie tun?

- Essen Sie öfter mal ein ungezuckertes Müsli oder Haferflocken mit Früchten und Nüssen.
- Nehmen Sie lieber Vollkornbrot und Vollkornnudeln statt Weißmehlprodukte zu sich.
- Knabbern Sie zwischendurch ein paar Nüsse – sie sind reich an Spurenelementen. Mit nur ein bis zwei Paranüssen am Tag können Sie Ihren Tagesbedarf an Selen decken.

- Verzehren Sie mehrmals pro Woche Hülsenfrüchte oder Sojaprodukte (Sojamilch, Tofu, Sojageschnetzeltes etc.).
- Milch und Milchprodukte sind gute Quellen von Calcium, Eiweiß und Zink. Essen Sie täglich drei Portionen davon.
- Gestalten Sie Ihre Hauptmahlzeiten abwechslungsreich – mit Eiern, Fisch, Fleisch und Hülsenfrüchten, um Ihrem Körper genug Proteine, Eisen, B-Vitamine, Folsäure und Zink zu liefern.
- Vermeiden Sie große Mengen an Kaffee oder schwarzem Tee, um die Eisenaufnahme nicht zu stören.
- Nehmen Sie täglich fünf Portionen Gemüse und Obst zu sich, einen Teil davon roh. Achten Sie darauf, dass Sie von allen Farben etwas essen – somit versorgen Sie Ihren Körper mit unterschiedlichen Vitamine und Mineralstoffen.
- Das Ultraspurenelement Silizium sorgt in Form von gebundener Kieselsäure für widerstandsfähige Haare und feste Nägel. Essen Sie häufiger Haferflocken, Naturreis, Bananen und gekochte Kartoffeln mit Schale.

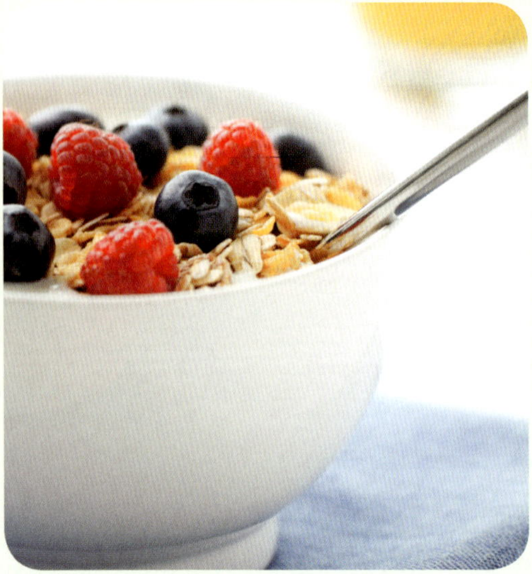

Essen Sie mehr von diesen Lebensmitteln

Müsli, Haferflocken, Nüsse, Vollkornbrot, Hülsenfrüchte, Sojadrinks, Sojajoghurt, Tofu, Milchprodukte, mageres Fleisch, Fisch, Obst und Gemüse

Gemüsesuppe mit Hirse

Zutaten für 4 Portionen:

100 g Hirse
1 Lauchstange
2 Karotten
200 g Erbsen
1 große Zwiebel
1 Kohlrabi
1 EL Rapsöl
800 ml Gemüsesuppe
50 g Parmesan, gerieben
Lorbeerblatt, Thymian
Salz, Pfeffer
1 EL Petersilie, gehackt

Hirse waschen. Karotten und Kohlrabi putzen, schälen und in Würfel schneiden. Lauch putzen und in feine Ringe schneiden. Zwiebel schälen und klein hacken. Zwiebel in heißem Rapsöl andünsten, restliches Gemüse unterheben und alles kurz mitrösten. Mit Suppe aufgießen und Hirse einstreuen. Gewürze hineingeben und die Suppe auf kleiner Flamme ca. 20 Minuten garen lassen. Vor dem Servieren mit Parmesan und Petersilie bestreuen.

Top-Tipp

Integrieren Sie bewusst immer wieder eine Portion des Power-Getreides Hirse in Ihre Ernährung. Es ist eines der mineralstoffreichsten Getreide der Welt und enthält eine ganze Reihe an Nährstoffen, die für schöne Haut, Haare und Nägel sorgen. Wichtig: Hirse vor dem Kochen gut mit heißem Wasser waschen, um die Bitterstoffe zu entfernen!

Gewichtsschwankungen mit Neigung zu Übergewicht

Worum geht es?

Laut den letzten Statistikberichten bringen vier von zehn Frauen in Österreich und sogar jede zweite Frau in Deutschland zu viel Gewicht auf die Waage. Zu Übergewicht kommt es immer dann, wenn die Energiezufuhr den Energieverbrauch des Körpers auf Dauer übersteigt. Um eine schlanke Figur zu behalten bzw. zu bekommen, müssen also die Energieaufnahme eingeschränkt und der Energieverbrauch gesteigert werden. Ohne Sport und Bewegung ist keine Gewichtsreduktion möglich!

Mit dem Alter steigt das Gewicht häufig an. Schon vor dem Eintreten der Menopause haben viele Frauen Gewichtsprobleme – häufig resultieren sie aus Stoffwechselveränderungen, die hormon- oder altersbedingt sind. Dazu kommt oft auch eine verringerte körperliche Aktivität, gepaart mit einem eingeschränkten Grundenergiebedarf des Körpers. Der Grundenergiebedarf kann im Laufe der Zeit z. B. durch drastische Gewichtsreduktionsversuche schrittweise gesunken sein.

Was ist wichtig?

Machen Sie keine Crash-Diäten! Durch eine starke Einschränkung der Kalorienzufuhr schaltet der Körper auf Sparflamme, was auf Dauer zum Abbau der Muskelmasse, einem Jojo-Effekt mit Vermehrung von Fettgewebe und zu einer Senkung des Grundenergiebedarfs führt. Stellen Sie auf eine gesunde, ausgewogene und fettarme Ernährung um. Genießen Sie viel Gemüse, Obst, Vollkornprodukte und ausreichend Eiweiß aus Hülsenfrüchten, fettarmen Milchprodukten, magerem weißem Fleisch und Fisch. Als Getränke sollten nur zuckerfreie Flüssigkeiten getrunken werden. Als Richtlinie kann die österreichische Ernährungspyramide gelten (siehe Anhang, S. 203).

Führen Sie für drei Wochen ein Ernährungstagebuch, in dem Sie alle konsumierten Speisen und Getränke ehrlich aufschreiben. Es hilft Ihnen, zu erkennen, wo Ihr Veränderungspotenzial liegt. Wenn Sie Ihr Ernährungsverhalten analysiert haben, nehmen Sie sich nicht mehrere Ziele auf einmal vor – Sie scheitern sonst an der Umsetzung. Versuchen Sie, in den darauffolgenden vier Wochen eine konkrete Maßnahme umzusetzen (z. B. keine süßen Limonaden mehr zu trinken oder nach dem Abendessen nicht mehr zu naschen etc.). Haben Sie Geduld! Es dauert etwa 28 Tage, bis eine neue Gewohnheit die alte tatsächlich ersetzt. Wenn Sie das geschafft haben, treffen Sie die nächste Maßnahme.

Richtige Gewichtsreduktion braucht eine begleitende körperliche Aktivität, um die Muskelmasse zu steigern bzw. um sie während des Abnehmens zumindest zu erhalten. Muskeln sind die aktive Masse in unserem Körper, die auch im Ruhezustand Kalorien verbraucht. Wenn Sie keine Sportlerin sind, gehen Sie einfach eine halbe bis eine Stunde täglich rasch spazieren, verrichten Sie mit Freude an der Bewegung Ihre Haus- und Gartenarbeit, stehen Sie öfter mal vom Sofa auf, um etwas aus einem anderen Raum zu holen, oder nutzen Sie den Hometrainer, der ohnedies schon zu Hause steht.

Was können Sie tun?

- Alles was man essen kann, soll man nicht trinken! Zum Beispiel Trinkjoghurts, Limonaden, Smoothies o. Ä. Gerade Getränke werden oft nicht als Essen wahrgenommen, da der Kaueffekt entfällt und die Kalorienmenge dabei unterschätzt wird. Essen soll immer mit einem gewissen Aufwand verbunden sein!
- Essen Sie drei Mahlzeiten pro Tag und versuchen Sie, dazwischen eine Pause von vier bis fünf Stunden einzuhalten. Sollten Sie zwischendurch Heißhunger verspüren, trinken Sie zuerst ein Glas warmer Gemüsesuppe oder ein Glas Wasser. Wenn dies

nicht immer hilft, knabbern Sie etwas Gemüse, essen Sie zwei bis drei Blatt Schinken oder etwas mageren Topfen/Quark bzw. Löffelkäse. **Wichtig:** Das Frühstück schützt vor dem abendlichen übermäßigen Essen, also fangen Sie schon morgens mit der ersten Mahlzeit an!

- Hören Sie auf zu essen, wenn Ihr Hunger gestillt ist. Der Kalorienunterschied zwischen dem Gefühl, satt zu sein, und dem, keinen Hunger mehr zu haben, beträgt etwa 20 %. Das ist Ihr Sparpotenzial! Sollte dies nicht möglich sein, versuchen Sie wenigstens 20 % weniger Beilagen wie Reis, Nudeln oder Kartoffeln zu essen und den auf dem Teller entstandenen Platz mit Salat und Gemüse zu füllen.
- Wer abnehmen möchte, muss satt werden! Das erreichen Sie mit ballaststoffreicher Ernährung, die eine bessere Magenfüllung bewirkt. Gute Ballaststofflieferanten sind Vollkornprodukte, Gemüse, Hülsenfrüchte und Obst (v. a. Beeren).
- Nehmen Sie genug Eiweiß zu sich – so vermeiden Sie den Abbau der Muskelmasse. Gleichzeitig wirkt Eiweiß sättigend. Gute Eiweißquellen sind Fische, mageres Fleisch und Wurst, magere Milchprodukte, Eier und Hülsenfrüchte (auch Soja und Sojaprodukte).

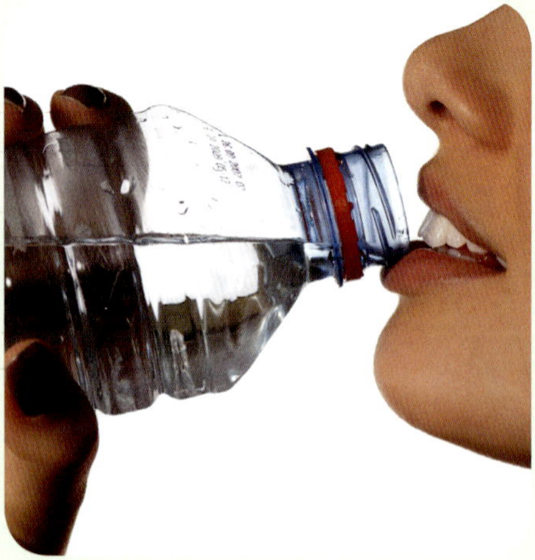

- Versuchen Sie, auf Ihrem Teller oder Brot möglichst viel Volumen zu schaffen. Das erreichen Sie am besten mit viel Gemüse und Salat. Belegen Sie Ihre Brote großzügig mit Tomaten, Gurken, Paprika etc. Beginnen Sie das Mittagessen immer mit einem Salat oder mit Gemüse, das füllt den Magen und bewirkt eine schnellere Sättigung.
- Trinken Sie täglich mindestens zwei Liter kalorienfreie Getränke (Wasser, Mineralwasser, Kräuter- und Früchtetee). Trinken Sie fünf Minuten vor jeder Mahlzeit ein großes Glas Wasser.

- Wenn es mal etwas Süßes sein soll, essen Sie es direkt im Anschluss an eine Mahlzeit.
- Die Verdauungsprozesse beginnen schon im Mund, weil im Speichel die ersten Verdauungsenzyme enthalten sind. Kauen Sie deswegen gut und lassen Sie sich nicht durch Fernsehen, Zeitunglesen etc. ablenken. Schauen Sie sich Ihr Essen vor jedem Bissen gut an – der Sättigungseffekt wird größer sein und Sie werden besser spüren, welche Lebensmittel Ihnen gut tun.
- Gehen Sie nie hungrig einkaufen. Schreiben Sie alles, was Sie brauchen, auf eine Einkaufsliste und halten Sie sich streng daran.
- Zu wenig Schlaf kann zu Gewichtsproblemen führen! Achten Sie auf ein gutes Schlafklima und schlafen Sie ausreichend.
- Nutzen Sie die optische Täuschung. Benutzen Sie kleineres Besteck und kleinere Teller und Schüsseln. So bekommen Sie das Gefühl, reichlich gegessen zu haben.
- Wiegen Sie sich nicht täglich! Ein weiblicher Körper unterliegt Hormonschwankungen, die zu zyklusabhängigen Wassereinlagerungen führen können. Auch unser Darm kann vor der Entleerung bis zu ein paar Hundert Gramm mehr wiegen. Am besten einmal wöchentlich und nicht unbedingt am Montag auf die Waage steigen.

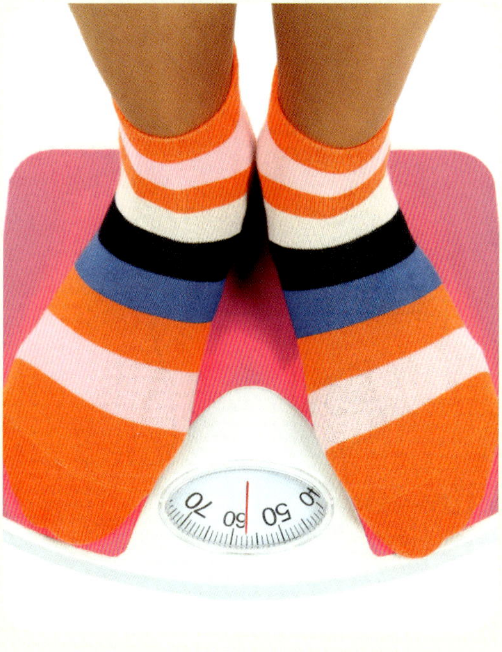

Essen Sie mehr von diesen Lebensmitteln:

Gemüse, Salate, Obst, Vollkornprodukte, magere Milchprodukte, mageres Fleisch und Fisch

Lebensmittel richtig kombinieren:

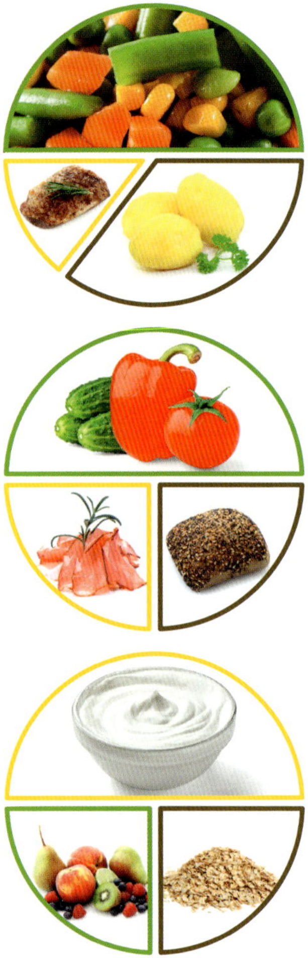

- Gemüse und Salat; Obst
- Brot, Reis, Nudeln, Kartoffeln, Hirse, Polenta, Getreideflocken etc.
- Fleisch, Fisch, Eier, Milchprodukte, Hülsenfrüchte, Tofu

Drei-Komponenten-Faustregeln

Faustregeln für eine warme ausgewogene Mischkost (z. B. Mittagessen)

1. Eiweiß: 1 Handteller Fleisch *oder* 1 Handfläche Fisch *oder* 2 Fäuste Hülsenfrüchte *oder* 1 bis 2 Eier *oder* 1 Faust fettarme Milchprodukte (z. B. Mozzarella-Bällchen, gewürfelter Feta-Käse, Magertopfen/-quark, Cottage Cheese etc.)
2. Beilagen: 1 Faust Reis *oder* Nudeln *oder* Kartoffeln *oder* Semmelknödel *oder* Polenta *oder* Couscous etc.
3. Gemüse und Salat: mindestens 1 Faust Gemüse und 1 Faust Salat *oder* 2 Fäuste Gemüse *oder* 2 Fäuste Salat

Faustregeln für eine kalte ausgewogene Mischkost (z. B. Frühstück, Abendessen)

Beispiel 1:

1. Brot und Gebäck: 1 Stück Gebäck *oder* 2 Scheiben Brot
2. Belag: maximal 1 TL Streichfett, 2 bis 3 Scheiben fettarmer Aufschnitt (z. B. Schinken, Krakauer, kalter Braten, Käse < 35 % F. i. T.) *oder* 1 gehäufter EL fettarmer Aufstrich, z. B. Frischkäse, Liptauer, vegetarischer Aufstrich etc.
3. Gemüse: mindestens 1 Faust Cocktailtomaten, Minigurken, Radieschen, Paprika, Kohlrabi etc.

Beispiel 2:

1. Milchprodukt: 1 Becher (ca. 200 g) fettarmes Joghurt „natur“ *oder* 300 ml fettarme Milch
2. Getreide: 5 EL Vollkorn-Cornflakes oder 3 EL ungezuckertes Müsli
3. Obst: 1 Faust Äpfel *oder* Birnen *oder* Bananen *oder* Beeren etc.

Indisches Geflügelcurry

Zutaten für 4 Portionen:

500 g Hühnerfilet
1 Zwiebel
1 grüne Chilischote
1 Stange Lauch
500 g Karotten
1 Dose (ca. 300 g) Mandarinen
50 g Crème fraîche
750 ml Hühnersuppe (instant)
150 g Reis (parboiled)
2 EL Rapsöl
2 EL Currypulver
1 Messerspitze Cayennepfeffer
Salz
etwas Mehl

Reis in reichlich Salzwasser kochen, danach abseihen und abtropfen lassen. Hühnerfilets waschen, trocken tupfen und in kleine Würfel schneiden. Zwiebel schälen und fein würfeln. Die Kerne der Chilischote entfernen, Schote gut waschen und fein hacken. Öl in einem Topf erhitzen, Fleischwürfel darin kräftig anbraten, mit Salz und Pfeffer würzen. Zwiebel und Chili untermengen und kurz mitdünsten. Mit Curry, Cayennepfeffer und Mehl bestäuben, dann mit Suppe aufgießen und aufkochen lassen. Lauch putzen und in Ringe schneiden, Karotten schälen und feinblättrig schneiden. Lauch und Karotten zum Fleisch geben und ca. 15 Minuten köcheln lassen. Crème fraîche einrühren. Mandarinen abtropfen lassen, den Saft dabei auffangen. Mandarinen und Reis ins Geflügelcurry geben, kurz erhitzen und mit Salz, Pfeffer und Mandarinensaft abschmecken.

Top-Tipp

Holen Sie sich Hilfe! Aus Studien weiß man, dass Abnehmen von über fünf Kilogramm alleine nur selten auf Dauer funktioniert. Wenden Sie sich an eine ernährungsmedizinische Expertin bzw. einen Experten, die oder der Sie individuell betreut. Kreativ unterstützen können auch diverse Programme aus dem World Wide Web wie z. B. Nutrinaut, Kilocoach etc.

Im Internet

Über die Behandlungsmöglichkeiten von Adipositas mit Formula-Diät gibt ein Film Auskunft: http://www.vielgesundheit.at/filme/krankheitsbilder/filmdetail/video/uebergewicht-therapie.html

Quellen

Ardelt-Gattinger, E. (2010): Seminar Gewichtsmanagement. Seminarmitschrift vom 26./27. 11. 2010 (o. S.). Veranstaltet vom Verband der Diätologen Österreichs.

Axt-Gadermann, M./Axt, P. (2006): Skin-Food. München: F. A. Herbig Verlagsbuchhandlung.

Danby, W. (2010): Nutrition and aging skin: sugar and glycation. Clinics in Dermatology 28 (4), S. 409–411.

DocCheck Medical Services: Effluvium. [WWW]: http://flexikon.doccheck.com/de/Effluvium (16. 05. 2013)

Döll, Michaela (2009): Der Frauen-Gesundheitscode. München: F. A. Herbig Verlagsbuchhandlung.

Frigo, P. (2011): News-Screen Menopause: Haarausfall in der Menopause. Journal für Gynäkologische Endokrinologie 5 (4), S. 30–31.

Meinke, M. et al. (2013): Influence of dietary carotenoids on radical scavenging capacity of the skin and skin lipids. European Journal of Pharmaceutics and Biopharmaceutics 84, S. 365–373.

Melnik, B. (2011): Acne vulgaris und die Rolle der Diät. [WWW]: http://www.springermedizin.at/artikel/22195-acne-vulgaris-und-die-rolle-der-diaet (21. 05. 2013)

Rothfischer, K. (2013): Haare und Ernährung. [WWW]: http://www.netdoktor.de/Krankheiten/Haarausfall/Tipps/Haare-und-Ernaehrung-11329.html (16. 05. 2013)

Rushton, D. (2002): Nutritional factors and hair loss. Clin Exp Dermatol 27(5; Juli), S. 396–404.

Société des Produits Nestlé: The right nutrition for healthy and beautiful nails. [WWW]: http://www.nestle-family.com/nutrition-for-all/english/The-right-nutrition-for-healthy-and-beautiful-nails_767869.aspx (05. 07. 2013)

Wansink, B. (2008): Essen ohne Sinn und Verstand. Frankfurt/M.: Campus-Verlag.

Anhang – allgemeine Ernährungsinformationen

Gesunde Ernährung

Nachfolgend finden Sie die zehn Regeln der Deutschen Gesellschaft für Ernährung (DGE), die eine gesunde und ausgewogene Ernährung beschreiben (Quelle: http://www.dge.de).

Vollwertig essen und trinken nach den zehn Regeln der DGE

Vollwertig essen hält gesund und fördert Leistung und Wohlbefinden. Die Deutsche Gesellschaft für Ernährung hat auf der Basis aktueller wissenschaftlicher Erkenntnisse zehn Regeln formuliert, die Ihnen helfen, genussvoll und gesund zu essen.

1. Vielseitig essen

Genießen Sie die Lebensmittelvielfalt. Merkmale einer ausgewogenen Ernährung sind abwechslungsreiche Auswahl, geeignete Kombination und eine angemessene Menge nährstoffreicher und energiearmer Lebensmittel. Eine überwiegend vegetarische Ernährung hat gesundheitsfördernde Wirkung und bringt eine nachhaltige Ernährungsweise mit sich.

2. Reichlich Getreideprodukte – und Kartoffeln

Brot, Nudeln, Reis, Getreideflocken, am besten aus Vollkorn, sowie Kartoffeln enthalten kaum Fett, aber reichlich Vitamine, Mineralstoffe sowie Ballaststoffe und sekundäre Pflanzenstoffe. Verzehren Sie diese Lebensmittel mit möglichst fettarmen Zutaten.

3. Gemüse und Obst – „Nimm fünf pro Tag …"

Genießen Sie fünf Portionen Gemüse und Obst pro Tag, möglichst regional, saisonal, frisch bzw. nur kurz gegart, oder auch max. eine Portion als Saft oder Smoothie – idealerweise zu jeder Hauptmahlzeit und auch als Zwischenmahlzeit. Damit werden Sie reichlich mit Vitaminen, Mineralstoffen, Ballaststoffen und sekundären Pflanzenstoffen (z. B. Carotinoiden, Flavonoiden) versorgt.

4. Täglich Milch und Milchprodukte; ein- bis zweimal pro Woche Fisch; Fleisch, Wurstwaren sowie Eier in Maßen

Diese Lebensmittel enthalten wertvolle Nährstoffe wie z. B. Calcium (Milch), Jod, Selen und Omega-3-Fettsäuren (heimische fette Fische, Seefische – aus anerkannt nachhaltiger Herkunft). Fleisch liefert Mineralstoffe und Vitamine (B1, B6 und B12). Mehr als 300 bis 600 g Fleisch und Wurst pro Woche sollten es nicht sein, wobei aus gesundheitlichen Aspekten weißes Fleisch (Geflügel) dem roten Fleisch (Rind, Schwein) favorisiert werden soll. Bevorzugen Sie fettarme Produkte, v. a. bei Fleischerzeugnissen und Milchprodukten.
Thema Klimaschutz: Prinzipiell bringt die Produktion von tierischen Lebensmitteln ein höheres Treibhauspotenzial als jene von pflanzlichen Lebensmitteln mit sich. Des Weiteren verursacht die Herstellung von Geflügel- und Schweinefleisch deutlich geringere Emissionen als die von Rind-, Schaf- und Ziegenfleisch.

5. Wenig Fett und fettreiche Lebensmittel

Fett liefert lebensnotwendige (essenzielle) Fettsäuren. Fetthaltige Lebensmittel enthalten auch fettlösliche Vitamine. Fett ist besonders energiereich, daher kann zu viel Nahrungsfett Übergewicht fördern. Zu viele gesättigte Fettsäuren erhöhen das Risiko für Fettstoffwechsel-Störungen mit der möglichen Folge von Herz-Kreislauf-Krankheiten. Bevorzugen Sie pflanzliche Öle und Fette (z. B. Raps- und Sojaöl und die daraus hergestellten Streichfette). Achten Sie auf unsichtbares Fett, das in Fleischerzeugnissen, Milchprodukten, Gebäck und Süßwaren sowie in Fast-Food- und Fertigprodukten zumeist enthalten ist.

6. Zucker und Salz in Maßen

Verzehren Sie Zucker und Lebensmittel bzw. Getränke, die mit verschiedenen Zuckerarten (z. B. Glukosesirup) hergestellt wurden, nur gelegentlich. Würzen Sie kreativ mit Kräutern und Gewürzen und wenig Salz. Verwenden Sie Salz mit Jod und Fluorid.

7. Reichlich Flüssigkeit

Wasser ist absolut lebensnotwendig. Trinken Sie täglich rund eineinhalb Liter Flüssigkeit. Bevorzugen Sie Wasser – mit oder ohne Kohlensäure – und andere kalorienarme Getränke. Zuckergesüßte Getränke sollten nur ab und zu getrunken werden, da sie aufgrund des hohen Energiegehaltes Übergewicht fördern können. Alkoholische Getränke sollten wegen der negativen gesundheitlichen Effekte nur gelegentlich und nur in kleinen Mengen konsumiert werden.

8. Schmackhaft und schonend zubereiten

Garen Sie die jeweiligen Speisen bei möglichst niedrigen Temperaturen, soweit es geht kurz und mit wenig Wasser und wenig Fett – das erhält den natürlichen Geschmack, schont die Nährstoffe und verhindert die Bildung schädlicher Verbindungen. Überflüssiges Verpackungsmaterial kann durch die Verwendung von möglichst frischen Lebensmitteln verringert werden.

9. Sich Zeit nehmen und genießen

Bewusstes Essen hilft, richtig zu essen. Auch das Auge isst mit. Lassen Sie sich Zeit beim Essen. Das macht Spaß, regt an, vielseitig zuzugreifen, und fördert das Sättigungsempfinden.

10. Auf das Gewicht achten und in Bewegung bleiben

Ausgewogene Ernährung, viel körperliche Bewegung (Radfahren, zu Fuß gehen etc.) und Sport (30 bis 60 Minuten pro Tag) gehören zusammen. Mit dem richtigen Körpergewicht fühlen Sie sich wohl und fördern Ihre Gesundheit.

Die österreichische Ernährungspyramide liefert einen anschaulichen Überblick über eine gesunde Ernährung:

Die 7 Stufen zur Gesundheit

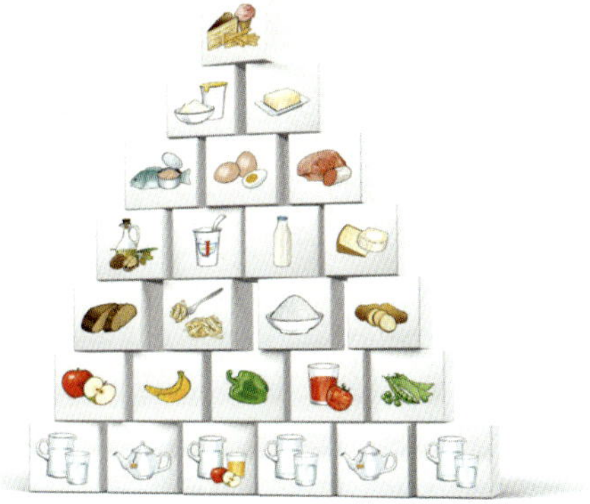

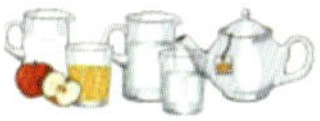

Alkoholfreie Getränke

Täglich min. 1,5 Liter Wasser und alkoholfreie bzw. energiearme Getränke.

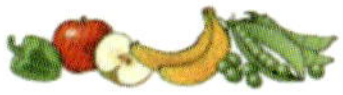

Gemüse, Hülsenfrüchte und Obst

Täglich 3 Portionen Gemüse und / oder Hülsenfrüchte und 2 Portionen Obst.

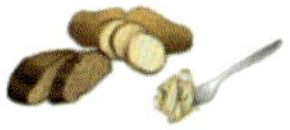

Getreide und Erdäpfel

Täglich 4 Portionen Getreide, Brot, Nudeln, Reis oder Erdäpfel (5 Portionen für sportlich Aktive und Kinder) - vorzugsweise Vollkorn.

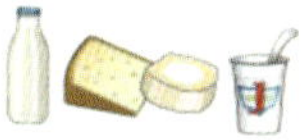

Milch und Milchprodukte

Täglich 3 Portionen fettarme Milch und Milchprodukte.

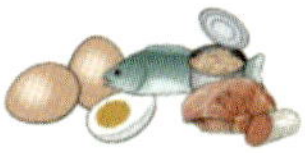

Fisch, Fleisch, Wurst und Eier

Pro Woche 1 - 2 Portionen Fisch. Pro Woche maximal 3 Portionen fettarmes Fleisch oder fettarme Wurstware. Pro Woche maximal 3 Eier.

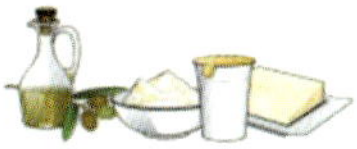

Fette und Öle

Täglich 1 - 2 Esslöffel pflanzliche Öle, Nüsse oder Samen. Streich-, Back- und Bratfette und fettreiche Milchprodukte sparsam.

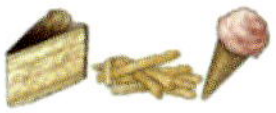

Fettes, Süßes und Salziges

Fett-, zucker- und salzreiche Lebensmittel und energiereiche Getränke selten.

DIE ÖSTERREICHISCHE ERNÄHRUNGSPYRAMIDE
Eine Initiative des Bundesministeriums für Gesundheit

BUNDESMINISTERIUM FÜR GESUNDHEIT

Leichte Vollkost

Bei der „leichten Vollkost" handelt es sich um eine ausgewogene Mischkost, bei der Lebensmittel und Speisen, die erfahrungsgemäß Unverträglichkeiten hervorrufen, vermieden werden. Darüber hinaus sollten Sie auf Lebensmittel und Speisen, von denen Sie wissen, dass Sie sie nicht vertragen, verzichten.

Allgemeine Regeln

- Achten Sie auf eine abwechslungsreiche Kost, um die Versorgung mit essenziellen Nährstoffen, Vitaminen und Mineralstoffen sicherzustellen.
- Sie sollten über den Tag verteilt fünf bis sechs kleinere Mahlzeiten einnehmen.
- Essen Sie langsam und in Ruhe; kauen Sie die Speisen gut und genießen Sie das Essen.
- Trinken Sie eineinhalb bis zwei Liter über den Tag verteilt – am besten ungezuckerte Getränke, z. B. Leitungswasser, stilles Mineralwasser, Kräutertees oder milde Früchtetees. Obstsäfte sollten nur maßvoll genossen werden, am besten mit Wasser verdünnt.
- Sie sollten weder zu kalte noch zu heiße Getränke und Speisen zu sich nehmen.
- Die Zubereitung der Speisen hat einen gewissen Einfluss auf deren Verdaulichkeit. Achten Sie daher auf eine schonende Zubereitung (anbraten mit wenig Öl, dünsten, kochen, dämpfen).
- Fettreiche Speisen, überhitzte Fette (z. B. beim Frittieren) und dunkel angebratene Speisen sind schwer verdaulich.
- Meiden Sie blähende Speisen und Getränke.
- Brot und Gebäck sollten nicht allzu frisch sein, um Blähungen zu vermeiden.
- Junge, faserarme, gekochte Gemüsesorten wie Karotten, Wurzelgemüse, Sellerie, Fenchel, Spargelspitzen, Melanzani/Auberginen, Zucchini, passierter Spinat, Kochsalat, Kürbis, Brokkoliröschen oder Schwarzwurzeln werden gut vertragen. Tomaten ohne Haut und Kerne sowie Salat aus gekochten Gemüsesorten, wie Karotten-, Sellerie- und Rote-Rüben-Salat, sowie rohe Blattsalate wie Feld-/Vogerl-, Eisberg- oder Kopfsalat sind ebenfalls gut bekömmlich.
- Als Obst sind z. B. Bananen, Beerenfrüchte, Kompott und Mus leicht verdaulich und gesund.
- Kräuter wie Petersilie, Majoran, Liebstöckel, Thymian, Basilikum, Dill, Estragon, Kerbel und Kümmel sind zum Würzen gut geeignet und können Ihnen helfen, Salz zu ersetzen.
- Meiden Sie stark geräucherte und geselchte Speisen. Stattdessen sollten Sie magere Fleisch- und Wurstsorten (Schinken, Krakauer, Kalbspariser, kalter Karreebraten) verzehren.

- Sehr süße Speisen und Getränke können ebenfalls Beschwerden auslösen.
- Meiden Sie zu üppige Abendmahlzeiten.
- Meiden Sie grobe Kerne (Sonnenblumenkerne, Maiskörner), holzige und faserreiche Lebensmittel (Kohl, Hülsenfrüchte) sowie Obst und Gemüse mit harter Haut (Weintrauben, Orangen).

Oft ist die Verträglichkeit auch individuell verschieden. Hilfe bei der Feststellung, welche Lebensmittel und Speisen eher gut oder eher schlecht vertragen werden, bietet ein Ernährungsprotokoll. Hierbei schreiben Sie mit, welche Nahrungsmittel Sie verzehrt haben und ob Beschwerden aufgetreten sind. Dieses Protokoll ist auch im Rahmen einer Ernährungsberatung bei Ihrer ernährungsmedizinischen Expertin bzw. Experten sehr hilfreich, weil sie/er auf die individuelle Verträglichkeit und Nährstoffversorgung eingehen kann.

Isotone Getränke/ Elektrolytgetränke

Wenn Sie Durst verspüren, ist dies oft ein zu spät wahrgenommenes Warnsignal des Körpers. Trinken, bevor der Durst kommt, ist essenziell, damit Schwäche, Müdigkeit, Übelkeit, Schwindelgefühl und Kopfschmerzen erst gar nicht auftreten. Der Flüssigkeitsverlust bei Erbrechen und Durchfall sowie Schweißverlust aus diversen anderen Gründen (Hitzewallungen, extremes Schwitzen, körperliche Belastung) ist abhängig vom Körpergewicht, von der Umgebungstemperatur und von der Intensität des Auslösers. Durch den Flüssigkeitsverlust büßt der Körper nicht nur Flüssigkeit, sondern auch Elektrolyte (z. B. Natrium, Kalium, Calcium und Magnesium) ein.

Liegt in einem Getränk eine gewisse Teilchenanzahl von Nährstoffen vor (z. B. Zucker, Salz etc.), die mit jener im Blutplasma identisch ist (z. B. Salze), wird dies als isotones Getränk bezeichnet. Es ist eine ideale Voraussetzung dafür, dass die Flüssigkeit und die im Elektrolytgetränk enthaltenen Nährstoffe schnell in die Blutlaufbahn aufgenommen werden können. Der Vorteil isotoner Getränke besteht darin, dass sie neben der Flüssigkeitszufuhr auch einen höheren Anteil an Nährstoffen liefern und die Resorption dennoch nicht verlangsamen. Beispiele für isotone Getränke sind Sportgetränke aus dem Lebensmittelhandel oder selbst hergestellte isotone Getränke (siehe Rezepte unten).

Isotonisches Teegetränk

Zutaten für 1 l:

- 2 Beutel Tee (schwarzer Tee, Kräutertee)
- 1 l kochendes Wasser
- 40 g Glukose (Traubenzucker, „Dextropur“)
- 1 Messerspitze Salz (1 g)

Den Tee mit Glukose und Salz verrühren. Es ist wichtig, die angegebenen Mengen einzuhalten, damit das Getränk vom Körper gut aufgenommen wird.

Tipp: Bei Durchfall Schwarztee für seine stopfende Wirkung ca. 15 Minuten ziehen lassen.

Isotonisches Fruchtsirupgetränk

Zutaten für 1 l:

- 60 ml Fruchtsirup (z. B. Holunderblütensirup, nicht zuckerreduziert)
- 940 ml Trinkwasser
- 1 Messerspitze Salz (1 g)

Sirup mit abgekochtem Wasser oder Tafelwasser aufgießen und das Salz darin auflösen.

Isotonisches Karottengetränk

Zutaten für 1 l:

500 ml Bio-Karottensaft

500 ml Wasser

1 g Salz

Alle Zutaten miteinander vermischen.

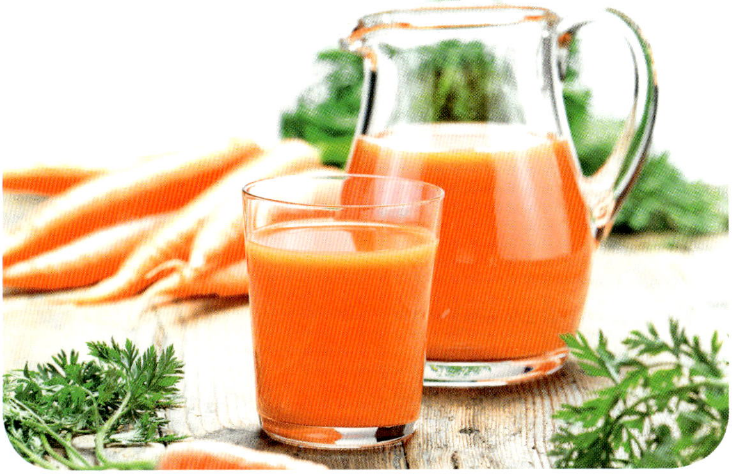

Tipp

In der Gastronomie erhältliche Salzpäckchen enthalten genau 1 g Salz.

Isotonisches Colagetränk

Zutaten für 1 l:

500 ml Coca Cola

500 ml Coca Cola light (bzw. Coca Cola Zero)

1 Messerspitze Salz (1 g)

Alle Zutaten miteinander vermischen. Ein großes Gefäß verwenden, da das Getränk nach der Salzzugabe sehr stark schäumt.

Eiweißportionen

Eiweißbedarf

Folgende Menge an Eiweiß in Gramm pro Kilo Körpergewicht pro Tag	
Mindestens 0,8 g	Gesunde Erwachsene
Mindestens 0,9–1,2 g	65-Jährige und Ältere sowie bei Gewichtsreduktion
Mindestens 1,0–1,5 g	Besondere Umstände wie Appetitlosigkeit, mangelhafter Ernährungszustand, Verdauungs-, Resorptions-, Kau- und Schluckprobleme, Muskelaufbau, intensive Muskelanstrengung, Sport

Ermittlung des täglichen Eiweißbedarfs

Dafür multiplizieren Sie Ihr Körpergewicht (bei Über- oder Untergewicht nehmen Sie das für Ihre Körpergröße entsprechende Normalgewicht) mit der nötigen Eiweißmenge lt.Bedarf

z. B.: 70 kg x 1 g Eiweiß = 70 g Eiweißbedarf pro Tag

Eiweißbedarf:	**Portionen Eiweiß pro Tag:**
51–60 g	2–3 Portionen
61–70 g	3–4 Portionen
71–80 g	4–5 Portionen
81–90 g	5–6 Portionen
91–100g	6–7 Portionen
> 101 g	individuelle Abklärung nötig

1 Portion entspricht 10 g Eiweiß aus …

… 300 g Milch, Buttermilch, Joghurt, Sojamilch
… 100 g (4 EL) Topfen/Quark, Frischkäse
… 50 g Käse
… 50 g Wurst, Schinken
… 50 g Fisch, Fleisch (roh gewogen)
… 1 Ei (Gewichtsgröße L)
… 180 g Linsen, Bohnen, Kichererbsen (aus der Dose)
… 150 g Erbsen (frisch oder tiefgekühlt)
… 100 g Tofu

Quellen

Deutsche Gesellschaft für Ernährung: Vollwertig essen und trinken nach den 10 Regeln der DGE. [WWW]: http://www.dge.de/pdf/10-Regeln-der-DGE.pdf (21.01.2014)

Hütterer, E. (2006): Einsatz von leicht hypotoner Flüssigkeit bei Durchfällen und Resorptionsstörungen. In: Diaetologen: Journal für Ernährungsmanagement und -therapie: Sportgetränk. Sport und Ernährung. Wien: Verband der Diaetologen Österreichs, 5/2006: S. 8–9.

Lötsch, B.; Ketzer, M.; Klein, H. (2006): Sportgetränke: Ernährungsphysiologische Betrachtung und praktische Umsetzung. In: Diaetologen. Journal für Ernährungsmanagement und -therapie: Sportgetränk. Sport und Ernährung. Wien: Verband der Diaetologen Österreichs, 5/2006: S. 8–9.

Vaupel, P.; Biesalski, H. K. (2010): Proteine. In: Biesalski, H. K. et al.: Ernährungsmedizin. Stuttgart: Georg-Thieme-Verlag, S. 109–132.

Verband der Diaetologen Österreichs (2003): Leicht & bekömmlich: Kochen für Magen, Leber, Darm und Galle. Wien: Krenn-Verlag.

Verband der Diaetologen Österreichs et. al (2011): Ernährung, Diätetik, Diaetologische Behandlung: Nierenerkankungen und Harnsteine. Wien: Verband der Diaetologen Österreichs, S. 55–58.

Bildnachweis:
Victoria Posch, Esther Karner: 109
istockphoto.com: 6, 8, 18, 21, 39, 55, 126, 153, 182, 192
fotolia.de: alle restlichen

Filme mit freundlicher Genehmigung von www.vielgesundheit.at

Bibliografische Information der Deutschen Bibliothek
Die Deutsche Nationalbibliothek verzeichnet diese Publikation in der Deutschen Nationalbibliografie; detaillierte bibliografische Daten sind im Internet über http://dnb.d-nb.de abrufbar.

Lektorat: Sabine Schlüter, Wien
Satz: Florian Spielauer, Wien
Umschlagbild: © shutterstock.com
Druck: finidr
Printed in Czech Republic
ISBN 978-3-85175-991-4

ISBN 978-3-99030-286-6 Budnowski, Frauenernährungsbuch pdf
ISBN 978-3-99030-287-3 Budnowski, Frauenernährungsbuch epub